JELLE DE VRIES

I.M.P.A.C.T Op Diabetes Type II

In 6 stappen meer controle over je bloedsuikerspiegel

First edition

This book was professionally typeset on Reedsy.
Find out more at reedsy.com

Contents

III MINIMALISME

IV PROGRESSIEVE WEERSTAND

V ADAPTIE

VI CONSISTENTIE

VII TRANSFORMATIE

VIII DE PRAKTIJK: VOEDING

IX DE PRAKTIJK: BEWEGING

X COACHING

I

INLEIDING

DISCLAIMER

De inhoud van deze uitgave is bedoeld als educatieve informatie over leefstijl bij diabetes type 2. De tekst is gebaseerd op wetenschappelijke onderzoeken die de auteur hebben geïnspireerd om vanuit deze invalshoek een samenhangend en praktisch boek te schrijven.

Het doel van dit boek is niet om medische behandeling te vervangen, maar om inzicht te geven in de invloed van voeding, beweging en gedrag op het functioneren van het lichaam. Het boek nodigt uit tot nadenken, begrijpen en bewust kiezen, niet tot het zelfstandig aanpassen van medische behandeling.

Beslissingen over medicatie, dosering of medische begeleiding dienen altijd te worden genomen in overleg met een arts of behandelend specialist. **De inhoud van dit boek is nadrukkelijk geen individueel medisch advies.**

De auteur aanvaardt geen verantwoordelijkheid voor keuzes die worden gemaakt op basis van de informatie in dit boek. Resultaten verschillen per persoon en zijn afhankelijk van persoonlijke situatie, inzet en consistentie.

Alle genoemde merknamen, productnamen en handelsmerken zijn eigendom van hun respectieve eigenaren. Vermelding in dit boek impliceert geen samenwerking, aanbeveling of goedkeuring.

Eerste druk 2026

Lees dit boek niet vluchtig. Lees het aandachtig. Neem eruit wat voor jou klopt. En bepaal vervolgens zelf wat je ermee doet.

Introductie

Ruim 25 jaar geleden maakte ik van mijn fascinatie voor gezondheid mijn werk. Niet omdat ik zo nodig mensen wilde vertellen wat ze fout deden, maar omdat ik zag wat er mogelijk werd zodra iemand eindelijk begreep wat er in zijn lichaam gebeurde. Zodra men doorkreeg aan welke knoppen hoefde te draaien om duurzaam hun doelstelling te behalen bleven ze hiermee doorgaan.

Ik begon in het jaar 2000 als instructeur in een grote healthclub en ontdekte al snel iets wat mij nooit meer heeft losgelaten: mensen veranderen niet door harder te trainen, maar door slimmer te leven. De sportschool is zeer belangrijk, maar wat daarbuiten gebeurt, daar is veel meer winst te behalen.

Ik verdiepte me verder in voeding, gedrag en motivatie. Ontwikkelde afslankprogramma's. Ging werken als personal trainer. Eerst één op één, later steeds meer online. Niet omdat online hip was, maar omdat het schaalbaar was en mensen dwong verantwoordelijkheid te nemen in hun eigen leefomgeving. Tegelijkertijd bleef ik bewust in het werkveld. Als trainer. Als clubmanager. En drie seizoenen lang als kracht en voedingscoach bij de basketbal eredivisieclub Aris Leeuwarden. Dat hield me scherp en dicht bij de praktijk.

Met het ouder worden verschoof mijn doelgroep ook vanzelf. Steeds vaker kwamen mensen boven de veertig bij me. Niet omdat ze ineens ijdel werden, maar omdat het lichaam begon te morren. Slechter slapen. Minder energie. Buikvet dat bleef plakken. Bloedwaarden die opeens niet meer goed waren. En dan hoor je het zinnetje dat iedereen kent: het zal wel de leeftijd zijn.

Onzin! Het is zelden de leeftijd.

Het menselijk lichaam is ongelofelijk meegaand. Het past zich jarenlang aan aan slechte slaap, te veel eten, te weinig bewegen, chronische stress en halve oplossingen. Maar die aanpassing heeft een prijs. En rond je veertigste of vijftigste komt de rekening. Niet omdat je oud bent, maar omdat de reserves op zijn.

En dan begint de medische molen. Medicatie. Behandelingen. Adviezen die alleen werken zolang je ze blijft slikken of ondergaan. Dat is geen herstel. Dat is onderhoud.

Een van de duidelijkste voorbeelden hiervan is diabetes type 2. Een situatie die jarenlang ouderdomsdiabetes werd genoemd, totdat steeds jongere mensen ermee rondliepen. Dat zegt genoeg. Diabetes type 2 ontstaat niet uit het niets. Het is geen pech. Het is het eindresultaat van een leefstijl die jarenlang net verkeerd genoeg was.

Wat mij altijd heeft verbaasd, is dat we dit al decennia weten. Niet als mening, maar als conclusie uit onderzoek. Al sinds de jaren tachtig en negentig verschijnen er studies die laten zien dat diabetes type 2 in veel gevallen sterk beïnvloedbaar is door voeding, beweging en gewichtsverlies. Niet door extremen, niet door magie, maar door logische keuzes die het lichaam weer gevoelig maken voor insuline.

Toch blijft de boodschap in de praktijk vaak hetzelfde.

Meetwaarden controleren. Medicatie ophogen. Symptomen managen. En ondertussen wordt de kern nauwelijks geraakt: het systeem dat de ziekte in stand houdt.

Precies daarom moest dit boek geschreven worden.

Niet omdat er te weinig informatie is. Integendeel. Er is een overvloed. Maar mensen verdrinken erin. Keto, koolhydraatarm, intermittent fasting, supplementen, hypes, goeroes. Iedereen roept iets anders. En de gemiddelde man of vrouw van vijftig die gewoon energie wil, normale bloedsuikers en een lijf dat weer meewerkt, raakt alleen maar meer verward.

Ik ben dit boek gaan schrijven omdat ik zag dat het simpeler kan. En omdat ik door de jaren heen een aantal denkers ben tegengekomen die mij steeds terugbrachten naar de basis.

Dr Neal Barnard was een van de eersten die mij liet zien hoe krachtig een volwaardig plantaardig voedingspatroon kan zijn bij diabetes type 2. Niet als lifestyle, maar als interventie. Zijn werk rond vetopslag in spiercellen en insulineresistentie gaf woorden aan wat ik in de praktijk zag: het probleem zit vaak niet in suiker alleen, maar in een stofwisseling die vastloopt door de combinatie van vet en overdaad.

Dr John McDougall bracht me vervolgens iets anders: eenvoud. Geen ingewikkelde macro's, geen obsessie met eiwit, maar voeding die bestaat uit herkenbare producten, zetmeelrijke basisvoeding, rust in het hoofd en consistentie in het gedrag. Zijn boodschap was bijna confronterend simpel, en juist daarom bleef hij hangen.

Dr Michael Greger leerde me kritisch blijven. Niet alles aannemen, maar blijven kijken naar data, naar populaties, naar lange termijn effecten. Zijn manier van denken maakte mij scherper, omdat hij steeds teruggaat naar de vraag: wat laat het totaal van het bewijs zien, niet één studie, niet één mening.

En Dr Esselstyn maakte het plaatje compleet door te laten zien hoe diep leefstijl kan ingrijpen op chronische ziekte, mits je het serieus neemt en niet half doet. Zijn werk rond vaatgezondheid en voeding gaf mij nog meer vertrouwen dat we vaak veel meer kunnen beïnvloeden dan we denken.

Maar dit boek zou niet compleet zijn als het alleen over voeding ging.

Want de grootste blinde vlek in de wereld van diabetes type 2 is krachttraining.

De meeste mensen krijgen te horen dat ze moeten wandelen. Meer bewegen. Een beetje fietsen. En dat helpt, absoluut. Maar krachttraining doet iets unieks. Spiermassa is niet alleen een esthetisch doel. Spieren zijn een opslagplaats voor glucose. Elke kilo actieve spier maakt je lichaam gevoeliger voor insuline. Elke training is een signaal: we hebben energie nodig, we gaan het gebruiken, we worden efficiënter.

Krachttraining is geen bijzaak. Het is een van de meest directe manieren om je bloedsuikerregulatie te verbeteren, juist omdat het je lichaam dwingt om glucose op te nemen zonder dat je eerst perfect hoeft te zijn met eten.

Daarom vormt het de kern van dit boek, samen met voeding. Niet als topsport, niet als bodybuilding, maar als minimale, gerichte prikkel die het systeem verandert.

En dat brengt me bij het systeem achter alles wat je gaat lezen.

IMPACT

Ik heb dit framework gebouwd omdat mensen geen motivatieprobleem hebben, maar een structuurprobleem. Ze hebben geen behoefte aan nog een lijst regels, maar aan een logische volgorde.

IMPACT staat voor:
Inzicht. Begrijpen wat er gebeurt in je lijf, zodat je niet meer handelt uit paniek of verwarring door de overvloed aan informatie die er beschikbaar is.
Minimalisme. Stoppen met overcompliceren, en focussen op de paar dingen die echt tellen.
Progressieve weerstand. Niet alleen spieren opbouwen en je lichaam sterker maken, omdat dat direct invloed heeft op je glucosehuishouding, maar ook progressieve weerstand in leefstijl om je weerbaarder te maken.
Adaptie. Leren bijsturen op basis van feedback van je lichaam, niet op basis van emoties.
Consistentie. Niet perfect zijn, maar blijven doen wat logisch is en bij je past, week na week.
Transformatie. Niet alleen een lagere waarde op papier, maar een ander lichaam, een ander systeem, een ander leven.

De beste resultaten ontstaan niet door blind volgen, maar door een open houding. Door bereid te zijn oude overtuigingen los te laten. Misschien denk je dat je koolhydraten moet vermijden. Misschien denk je dat trainen zwaar en tijdrovend moet zijn. Misschien denk je dat diabetes type 2 iets is wat je alleen kunt onderdrukken.

Dit boek vraagt je niet om mij te geloven. Het vraagt je om te kijken. Te leren. Toe te passen. En vooral om het systeem een kans te geven.

Laat ik meteen helder zijn: ik heb zelf geen diabetes. Verwacht dus geen autobiografisch drama. Wat ik wel heb, zijn decennia aan praktijkervaring en honderden gesprekken met mensen die ziek werden door hun leefstijl. Niet door hun genen. In plaats van inzicht kregen ze diëten. In plaats van een plan kregen ze pillen. En nee, dat werkt niet. Maar het houdt wel een hele industrie draaiende.

Ik ben gefascineerd door systemen. Het lichaam is er één. Gedrag ook. Gewoontes. Keuzes. Alles volgt een systeem. Je krijgt niet wat je wilt, je krijgt wat je systeem oplevert. En dat geldt net zo goed voor gezondheid als voor ziekte.

IMPACT op diabetes type 2 is niet ontstaan uit één onderzoek of één succesverhaal. Het is de optelsom van tientallen boeken, honderden studies en duizenden gesprekken. En steeds weer dezelfde conclusie: verander het systeem, en het lichaam volgt vanzelf.

Ontdek, leer en pas toe.

Jelle de Vries
Vitaliteitscoach

Gezondheid is gedrag, geen lot

De meeste mensen denken bij diabetes type 2 aan pech. Aan erfelijkheid. Aan leeftijd. Soms zelfs aan iets wat hen simpelweg is overkomen. Wat bijna niemand denkt, is dat het hier niet gaat om toeval, maar om gedrag. Gedrag dat jarenlang is herhaald, genormaliseerd en zelden echt ter discussie is gesteld. En precies daarom is het ook te beïnvloeden. Te keren zelfs, mits je bereid bent om anders te kijken.

Dat idee kan confronterend zijn, zeker als je al lange tijd meedraait in het medische circuit. Je kent het ritme inmiddels: controles, metingen, herhaalrecepten, gesprekken over risico's en mogelijke complicaties. Alles draait om bijhouden, bijstellen en beheersen. Zelden om herstellen. Zelden om de vraag of het ook anders kan. En wat als ik je zeg dat dit systeem je vooral rustig houdt, maar je niet vooruit helpt. Dat het is ingericht op stabiliteit, niet op verbetering. Op controle, niet op herstel.

Wat als je gezondheid niet per definitie langzaam achteruit hoeft te gaan, maar juist weer vooruit kan bewegen.

Mensen met diabetes type 2 horen vaak dat hun situatie stabiel is. In de praktijk betekent dat meestal dat de waarden niet slechter zijn geworden, dat de medicatie zijn werk doet en dat er dus geen reden is om iets te veranderen. Er wordt gemonitord, vastgelegd en eventueel aangepast, maar het idee dat je er ooit echt vanaf zou kunnen komen, wordt zelden uitgesproken. Soms wordt het zelfs actief ontmoedigd. Ik heb cliënten gehad die letterlijk te horen kregen dat ze ermee moesten leren leven. Dat stoppen met medicatie niet realistisch was. Dat het nu eenmaal in de familie zat, en dat dit dus het onvermijdelijke verloop was.

Wat al deze uitspraken gemeen hebben, is dat gezondheid wordt neergezet als lot. Als iets wat je overkomt, in plaats van iets waar je invloed op hebt. En zodra je dat gelooft, verdwijnt eigenaarschap. Verbetering voelt dan als toeval. Achteruitgang als iets wat er nu eenmaal bij hoort.

Echte verandering begint precies daar waar dat idee wordt losgelaten. Bij het besef dat gezondheid geen moreel oordeel is, maar gedrag. En dat gedrag, hoe diep het ook is ingesleten, te trainen is.

Medicatie speelt daarin vaak een belangrijke rol, maar het is belangrijk om daar eerlijk over te zijn. Medicatie verlaagt de bloedsuiker, maar het pakt de oorzaak niet aan. Het dempt het signaal, terwijl het probleem zelf intact blijft. In sommige fases is dat noodzakelijk en verstandig, daar ben ik duidelijk over. Medicatie kan ruimte creëren, veiligheid bieden en het lichaam tijdelijk ondersteunen. Maar zolang het wordt gezien als de oplossing, blijft het systeem hetzelfde. Gericht op voorkomen van verslechtering, niet op herstel.

Herstel vraagt iets anders. Het vraagt inzicht in wat er gebeurt in je lichaam. Het vraagt actie die verder gaat dan volgen en slikken. En het vraagt eigenaarschap. Niet in de zin van schuld of verwijt, maar in de vorm van invloed. Het besef dat je misschien niet verantwoordelijk bent voor waar je nu staat, maar wél voor de richting waarin je verdergaat. Dat verschil is cruciaal.

De meeste mensen overschatten wat ze in een week kunnen veranderen, en onderschatten volledig wat er mogelijk is in een jaar. Zeker wanneer ze consequent kleine, logische keuzes maken die aansluiten bij hoe het lichaam daadwerkelijk werkt. Niet vanuit paniek. Niet vanuit strengheid. Maar vanuit begrip. Begrip voor wat jarenlange overbelasting doet, en voor wat er gebeurt wanneer je die belasting stap voor stap wegneemt.

Elke kleine keuze is in feite een correctie. Op jaren van verkeerd aangeleerd gedrag. Op goedbedoelde adviezen die niet het gewenste effect hadden. Op systemen die vooral gericht waren op beheersen in plaats van herstellen. Precies daarop is IMPACT gebouwd. Geen drastische diëten. Geen extreme trainingsschema's. Geen ruis. Alleen dat wat werkt, omdat het logisch is, uitvoerbaar blijft en vooral herhaalbaar is.

Uiteindelijk blijft er één variabele over die alles bepaalt. Jij. Niet omdat je bijzonder moet zijn, maar omdat jouw gedrag het verschil maakt. De kennis is beschikbaar. De onderzoeken zijn helder. De resultaten zijn meetbaar. Wat telt, is jouw bereidheid om oude overtuigingen los te laten en ruimte te maken voor een andere aanpak. Om fruit te eten terwijl je dat misschien altijd vermeed. Om minder te doen, maar slimmer. Om vet los te laten dat ooit als gezond werd gepresenteerd.

Zodra jij verandert, verandert je lichaam mee. Dat is geen belofte en geen overtuiging, maar biologie. Je hoeft niets te geloven. Je hoeft het alleen toe te passen en te observeren wat er gebeurt.

Als je wilt transformeren, begint dat hier. Met het inzicht

dat gezondheid geen lot is, maar gedrag. En gedrag kun je trainen.

Wie ben jij zonder pillen?

Stel je voor dat er geen metformine meer in je medicijnkastje ligt. Geen routineprik. Geen schema's die je dag structureren. Je hoeft niet meer te onthouden wat je wanneer moet slikken. Je hoeft je lichaam niet langer te managen met medicatie. Wat blijft er dan over.

Voor veel mensen roept die vraag ongemak op. Niet omdat ze geen pillen meer willen slikken, maar omdat ze niet goed weten wie ze zijn zonder die medicatie. Het is onderdeel geworden van hun identiteit. Wie jarenlang leeft met diabetes type 2 bouwt daar onbewust een verhaal omheen. Ik ben diabeet. Dat verhaal wordt structureel. Niet tijdelijk. En precies daar zit de blokkade.

Zolang je jezelf ziet als iemand die ziek is en afhankelijk blijft, handel je vanuit dat beeld. Je omgeving bevestigt het. Zorgverleners bevestigen het. Voor je het weet is je identiteit niet langer iemand die werkt aan gezondheid, maar iemand die zijn ziekte moet beheren. Die verschuiving werkt door in alles wat je doet. In je keuzes. In je verwachtingen. In wat je wel en niet probeert.

De overgang van symptoomonderdrukking naar systeemverandering is daarom niet alleen lichamelijk. Ze is vooral mentaal.

Symptoomonderdrukking voelt veilig. Het vraagt weinig. Een pil nemen is eenvoudiger dan je leefstijl herzien. Het is makkelijker om waarden binnen grenzen te houden dan om voeding, slaap, beweging en stress structureel aan te pakken. Het zorgsysteem stuurt hier onbewust op aan. Je wordt beloond voor stabiliteit, niet voor vooruitgang. Zolang de cijfers acceptabel blijven, lijkt alles onder controle. Maar die controle is kunstmatig. De oorzaak blijft intact, terwijl het systeem dat de klachten veroorzaakt gewoon doordraait.

Systeemverandering vraagt iets anders. Het vraagt eigenaarschap.

Echte verandering ontstaat wanneer je jezelf niet langer ziet als iemand die moet managen, maar als iemand die kan veranderen. Dat begint niet bij motivatie of inspiratie. Het begint bij gedrag. Bij kleine, gerichte acties die iets verschuiven in hoe je leeft. Wat je eet. Hoe je slaapt. Hoe je beweegt. En vooral hoe je denkt over je rol daarin.

Die acties leveren kleine successen op. Die successen bouwen vertrouwen. Dat vertrouwen verandert je gedrag opnieuw. Zo ontstaat een opwaartse beweging. Maar die begint onderaan. Bij doen, niet bij hopen.

Veel mensen verkiezen medicatie boven actie omdat het begrijpelijk is. Medicatie is snel en beschikbaar. Je hoeft je dagindeling niet te veranderen. Geen andere boodschappen te doen. Geen lastige gesprekken te voeren met je omgeving. Veranderen daarentegen confronteert. Het legt bloot dat keuzes die jarenlang normaal leken, gevolgen hebben. Het vraagt dat je verantwoordelijkheid terugneemt die je hebt uitbesteed. Dat voelt spannend, omdat de vraag opkomt wat er gebeurt als het niet lukt.

Daar zit de paradox. Zolang je geen eigenaarschap neemt,

blijf je vast in een systeem dat niet herstelt. Veranderen voelt risicovol. Niet veranderen is dat ook, maar dan langzaam en zeker.

Je lichaam is geen defect apparaat. Het is een systeem dat reageert op hoe jij leeft. Blijf je doen wat je deed, dan krijg je wat je kreeg. Verander je het systeem, dan verandert het resultaat. Transformatie betekent dan ook niet dat je iemand anders wordt. Het betekent dat je oude patronen afleert. Je leert opnieuw wat voeding doet. Wat slaap doet. Wat stress doet. Je ontdekt dat je lichaam geen tegenstander is, maar een partner.

Die herprogrammering gebeurt niet in één dag. Ze begint bij één besluit. Jezelf niet langer zien als iemand met diabetes, maar als iemand die werkt aan herstel. Laat dit die verschuiving zijn. Van passief naar actief. Van beheren naar verbeteren. Van symptoombestrijding naar systeemaanpassing. En kijk wat er dan verandert, in je lichaam en in je hoofd.

II

INZICHT

In dit deel ontdek je waarom diabetes type 2 niet draait om suiker, wilskracht of falen, maar om verstoorde processen in het lichaam. Je leert hoe vet, insuline, spiermassa en energie samenhangen en waarom cijfers pas betekenis krijgen wanneer je begrijpt wat erachter gebeurt. Dit deel geeft rust, overzicht en helderheid, zodat je stopt met gokken en eindelijk snapt wat je lichaam nodig heeft

Suiker is geen oorzaak van diabetes type 2

De meeste mensen denken dat diabetes type 2 ontstaat door te veel suiker, en dat klinkt logisch omdat je het overal hoort, suikerziekte, te veel koolhydraten, problemen met insuline, waardoor al snel wordt gedacht dat minder brood, minder pasta en geen fruit de oplossing moeten zijn, maar dat verhaal klopt niet, het is te simpel, en juist door die eenvoud blijft het echte probleem vaak jarenlang bestaan.

Diabetes type 2 ontstaat niet omdat je lichaam wordt overspoeld met suiker, maar omdat je lichaam glucose steeds minder goed kan verwerken, niet omdat er te veel brandstof aanwezig is, maar omdat de toegang tot de cellen langzaam wordt geblokkeerd, en die blokkade heeft in de meeste gevallen één duidelijke oorzaak, namelijk vet.

Wanneer je jarenlang relatief veel vet eet, raken spiercellen en levercellen steeds minder gevoelig voor insuline, waardoor glucose de cel niet meer goed binnenkomt, niet omdat glucose slecht is, maar omdat de deur letterlijk steeds verder op slot gaat, terwijl je lichaam die suiker juist kwijt wil en daar alles aan doet.

De alvleesklier gaat meer insuline aanmaken om die deur alsnog open te krijgen, en een tijd lukt dat ook, maar steeds minder effectief, totdat het systeem uiteindelijk vastloopt en de bloedsuiker structureel te hoog blijft, niet door suiker, maar door een probleem dat zich diep in de cel afspeelt.

Dat is geen suikerprobleem, dat is een probleem op celniveau.

Zolang je dit mechanisme niet begrijpt, lijkt het logisch om suiker en koolhydraten te schrappen, maar daarmee pak je de oorzaak niet aan, je loopt eromheen terwijl het probleem in de cellen gewoon blijft bestaan, waardoor het lichaam nooit echt de kans krijgt om te herstellen.

Wat bijna niemand hoort, is dat vet de glucoseopname verstoort, en dat zelfs een relatief kleine toename van vetinname de insulinegevoeligheid al kan verlagen, niet pas na jaren, maar soms al binnen enkele dagen, omdat cellen letterlijk voller raken en glucose in het bloed blijft circuleren terwijl het daar niet thuishoort.

Dat geldt niet alleen voor vetten die algemeen als ongezond worden gezien, maar voor alle vetten, dierlijk en plantaardig, verzadigd en onverzadigd, ook voor vetten die vaak als gezond worden gepresenteerd, want het effect op de glucoseopname is in de basis hetzelfde, vet in de cel belemmert de werking van insuline.

Daarom kun je weinig suiker eten en toch een hoge bloedsuiker houden, niet omdat jij iets verkeerd doet, maar omdat het onderliggende mechanisme intact blijft, de cel blijft gesloten, de suiker stapelt zich op in het bloed, en jij krijgt te horen dat je lichaam niet tegen koolhydraten kan.

Dat is een verkeerde conclusie.

Het vermijden van koolhydraten werkt soms tijdelijk omdat je de aanvoer van glucose verlaagt, en minder brandstof betekent tijdelijk minder opstopping, maar de blokkade blijft aanwezig, waardoor het probleem terugkomt zodra je weer normaal gaat eten, vaak sneller en heftiger dan daarvoor, niet door gebrek aan discipline, maar als logisch gevolg van een verkeerd uitgangspunt.

Structurele verbetering ontstaat pas wanneer je de oorzaak aanpakt, en dat betekent dat het vetgehalte in en rond de cellen moet dalen, want pas dan kan glucose weer naar binnen, pas dan herstelt de insulinegevoeligheid, en pas dan zie je dat bloedsuikerwaarden dalen zonder dat je hoeft te vechten tegen je eigen lichaam.

Dit is geen theorie, dit is keer op keer aangetoond in onderzoek, en toch hoor je het zelden terug in standaard adviezen, omdat het haaks staat op wat mensen gewend zijn te geloven, en omdat het vraagt om een andere manier van kijken naar voeding, energie en herstel.

Diabetes type 2 is geen straf voor suiker, het is een signaal van een verstoord systeem, en systemen herstel je niet door één voedingsstof te vermijden, maar door de omstandigheden te veranderen waarin je cellen dagelijks moeten functioneren.

Minder eten is niet altijd de oplossing

Veel mensen met diabetes type 2 denken dat ze simpelweg minder moeten eten, omdat het logisch lijkt dat wanneer het gewicht omlaag gaat, de bloedsuiker vanzelf zal volgen, en op papier klinkt dat als een heldere rekensom waarin minder eten leidt tot minder gewicht en dus tot minder problemen, maar in de praktijk gebeurt vaak precies het tegenovergestelde.

Het lichaam werkt namelijk niet als een rekensom, het reageert niet op calorieën maar op signalen, en bij diabetes type 2 gaat het vooral mis in de manier waarop die signalen worden geïnterpreteerd en verwerkt.

Wanneer je structureel weinig eet, en zeker wanneer je daarbij ook koolhydraten beperkt, raakt het lichaam in een toestand van schaarste, waarbij de hersenen registreren dat er te weinig brandstof binnenkomt, wat direct overlevings mechanismen activeert die bedoeld zijn om het lichaam te beschermen.

Voor het lichaam telt daarbij maar één primaire brandstof, en dat is glucose, niet vet en niet eiwit, maar glucose, omdat cellen daarop draaien en daarvan afhankelijk zijn om goed te kunnen functioneren.

Als die glucose niet via voeding beschikbaar komt, moet

het lichaam die ergens anders vandaan halen, en dat gebeurt door lichaamseiwit af te breken, wat in de praktijk betekent dat spiermassa wordt opgeofferd om het systeem draaiende te houden.

Dat proces, dat gluconeogenese wordt genoemd, is geen teken van vetverbranding of vooruitgang, maar een noodmaatregel die bedoeld is om te overleven, en juist bij mensen met diabetes type 2 pakt dat bijzonder ongunstig uit.

Minder spiermassa betekent namelijk minder glucoseverbruik, minder glucoseverbruik leidt tot meer insulineresistentie, en daarmee wordt precies het probleem dat je probeert op te lossen verder versterkt in plaats van verminderd.

Tegelijkertijd schakelt het lichaam in zo'n toestand over op vasthouden, waarbij vet niet wordt verbrand maar beschermd, wat vanuit biologisch perspectief volkomen logisch is, omdat een lichaam dat te weinig energie binnenkrijgt zijn reserves bewaart voor slechtere tijden.

Vet wordt daardoor niet losgelaten maar vastgezet, niet omdat het lichaam tegenwerkt, maar omdat het exact doet waarvoor het ontworpen is.

Dat verklaart waarom veel mensen in het begin wat gewicht verliezen en daarna vastlopen, terwijl de weegschaal stopt, de bloedsuiker hoog blijft, de energie wegzakt en de honger toeneemt, wat vaak wordt gezien als een gebrek aan wilskracht terwijl het in werkelijkheid het gevolg is van een strategie die het lichaam in de verdediging dwingt.

Hier ligt het cruciale onderscheid dat vaak wordt gemist, namelijk dat gewichtsverlies niet hetzelfde is als herstel, omdat je lichter kunt worden terwijl je stofwisseling verslechtert, en minder kunt eten terwijl het lichaam steeds minder goed functioneert.

Wanneer je diabetes type 2 wilt terugdringen, moet je daarom stoppen met denken in termen van beperking, want het doel is niet minder, het doel is beter functioneren.

Herstel begint op celniveau, waar je wilt dat cellen glucose weer normaal opnemen en gebruiken, en daarvoor moet het juiste signaal worden afgegeven, waarbij dat signaal geen tekort is maar beschikbaarheid.

Voldoende glucose als brandstof, in combinatie met een lage vetbelasting, geeft cellen de ruimte om te herstellen, waardoor de insulinegevoeligheid weer kan toenemen en bloedsuikerwaarden structureel kunnen dalen zonder dat het lichaam in stress schiet.

In de praktijk zie ik dit voortdurend terug bij mensen die jarenlang voorzichtig aten, alles probeerden te beperken en constant bang waren om iets verkeerds te doen, terwijl zij precies deden wat hun was verteld, minder eten, minder koolhydraten en meer controle.

Toch kwamen ze nergens, omdat hun lichaam bleef tegenwerken.

Op het moment dat zij leerden hun lichaam werkelijk te voeden, begon er iets te veranderen, niet door meer te eten in volume, maar door anders te eten, met voldoende koolhydraten als brandstof en zo weinig mogelijk vet dat de cellen blokkeert.

Die verschuiving bracht rust, in de cellen, in het hoofd en uiteindelijk zichtbaar op de glucosemeter.

Minder eten is geen oplossing voor een verstoord systeem, het herstelt niets maar onderdrukt tijdelijk, terwijl herstel juist vraagt dat het lichaam opnieuw vertrouwen krijgt in beschikbaarheid, omdat dát de basis is waarop echte en blijvende verandering kan ontstaan.

Vet, de echte saboteur?

Vraag je de meeste mensen waardoor diabetes type 2 ontstaat, dan is het antwoord bijna altijd hetzelfde, namelijk suiker, of breder gezegd koolhydraten, waarbij brood, rijst, pasta en aardappelen vaak worden genoemd als de boosdoeners omdat zij de bloedsuiker laten stijgen, wat logisch klinkt zolang je alleen naar de getallen kijkt.

Meer suiker eten lijkt immers automatisch te betekenen dat er meer suiker in het bloed terechtkomt, maar die redenering houdt geen stand zodra je kijkt naar wat er daadwerkelijk gebeurt in het lichaam en hoe energie daar wordt verwerkt.

De kern van diabetes type 2 is namelijk geen teveel aan suiker, maar een probleem met insulinegevoeligheid, waarbij het lichaam glucose steeds minder goed kan verwerken, en de belangrijkste oorzaak daarvan ligt niet in koolhydraten, maar in vet.

Cellen hebben energie nodig om te functioneren, en die energie komt in hoofdzaak uit glucose, waarbij insuline nodig is om die glucose vanuit het bloed de cel binnen te laten, omdat insuline fungeert als een signaal dat aangeeft dat er brandstof beschikbaar is.

In een gezond systeem reageert de cel op dat signaal en

neemt zij de glucose op, maar bij diabetes type 2 gebeurt dat steeds minder goed, doordat cellen nauwelijks nog reageren op insuline, een toestand die bekendstaat als insulineresistentie.

Wat veel mensen niet weten, is waardoor die weerstand ontstaat, want het grootste obstakel voor glucoseopname is vet dat zich ophoopt in en rond de cellen, waarbij vooral vet binnenin spiercellen een grote rol speelt.

Dat vet verstoort de signaalwerking van insuline, waardoor de cel niet meer adequaat reageert, glucose in het bloed blijft circuleren en de bloedsuiker stijgt, niet omdat er te veel koolhydraten worden gegeten, maar omdat de cellen verzadigd zijn geraakt met vet.

Dit is geen nieuwe theorie, want al decennialang laat onderzoek hetzelfde patroon zien, namelijk dat zodra de vetinname daalt, de insulinegevoeligheid vaak verrassend snel verbetert, in sommige gevallen al binnen enkele dagen en in andere gevallen binnen enkele weken.

Dat effect treedt op zonder dat suiker of koolhydraten volledig worden geschrapt, en in veel onderzoeken bestond de voeding juist uit ruime hoeveelheden koolhydraten afkomstig uit volkoren granen, bonen, aardappelen en fruit, terwijl de bloedsuikerwaarden toch daalden.

Het probleem zit dus niet in glucose zelf, maar in het transportsysteem dat glucose naar de cellen moet brengen, en dat systeem raakt vooral ontregeld door een overmaat aan vet.

Met name verzadigd vet uit dierlijke producten speelt hierin een grote rol, waarbij kaas, vlees, room, boter en sterk bewerkte snacks structureel bijdragen aan vetophoping in de cellen, terwijl ook olie dat effect kan hebben, zelfs wanneer het als gezond wordt gepresenteerd.

Dat betekent niet dat vetten per definitie slecht zijn, want het lichaam heeft vetten nodig voor de opbouw van cellen, voor hormonen en voor de hersenen, maar de hoeveelheid die daarvoor nodig is, is relatief klein.

Je hoeft daarvoor geen grote hoeveelheden olie, kaas of andere vetrijke producten te eten, omdat in volwaardige voeding van nature al vet aanwezig is, in noten, zaden, avocado, granen en zelfs in groenten, waarbij dat vet samenkomt met vezels en voedingsstoffen en daardoor niet tot dezelfde verstoringen leidt.

Wanneer je jarenlang te horen hebt gekregen dat je aardappelen, fruit of brood moest vermijden, is het zinvol om dat idee opnieuw te bekijken, want het probleem zit niet in de aardappel, maar in wat je erop legt, niet in de banaan, maar in het vetrijke ontbijt waarvan hij onderdeel is, en niet in de rijst, maar in de saus eromheen.

Wil je dat je cellen weer gevoelig worden voor insuline, dan begint dat niet met het schrappen van koolhydraten, maar met het verminderen van overtollig vet, en vooral van dierlijk vet, zodat cellen opnieuw ruimte krijgen om glucose te doen waarvoor het bedoeld is.

Wanneer die ruimte terugkomt, dalen bloedsuikerwaarden niet door strijd of beperking, maar door herstel. Dat is geen dieet. Dat is hoe het lichaam werkt.

Wat er gebeurt wanneer je minder vet eet

Je begrijpt nu dat vet, en niet suiker, het kernprobleem vormt bij diabetes type 2, waardoor de logische vervolgvraag ontstaat wat er gebeurt wanneer je dat vet daadwerkelijk terugbrengt, niet een beetje minder of gecompenseerd met kleinere porties, maar door echt ruimte te maken in je systeem en te kijken wat dat doet met je lichaam, je bloedsuiker en je energie.

De meeste mensen verwachten dat zo'n verandering maanden nodig heeft, dat herstel langzaam op gang komt of dat het alleen werkt wanneer je tegelijk minder gaat eten, maar dat is niet wat er in de praktijk gebeurt.

Bij veel mensen zie je binnen enkele dagen al verandering, en binnen een paar weken begint het systeem zichtbaar te herstellen, niet door geluk of toeval, maar omdat je eindelijk de voorwaarden creëert waarin herstel mogelijk wordt.

Zodra vet in de voeding wordt teruggeschroefd, gebeurt er iets essentieels, namelijk dat de blokkade in de cellen geleidelijk afneemt, waardoor glucose weer naar binnen kan, insuline niet langer hoeft te forceren en de bloedsuiker begint te dalen, niet omdat je minder eet, maar omdat het lichaam opnieuw doet waarvoor het is ontworpen.

Energieproductie wordt efficiënter, het signaalverkeer herstelt zich en het systeem herkent zichzelf weer, zonder dat daar iets mysterieus of ingewikkelds aan te pas komt.

Dit heeft niets magisch, het is pure fysiologie.

Meerdere onderzoeken laten zien dat mensen met diabetes type 2 binnen één tot drie weken duidelijke verbeteringen ervaren wanneer zij overstappen op een vetarm en volwaardig voedingspatroon, en dat gebeurt vaak zonder noemenswaardig gewichtsverlies, wat een cruciaal inzicht is omdat het laat zien dat herstel niet eerst hoeft te draaien om afvallen.

Het gaat dus niet om hoeveel je eet, maar om wat je eet.

Die verandering is vaak snel merkbaar, veel sneller dan mensen verwachten, omdat bloedsuikerpieken afvlakken, dips na de maaltijd verdwijnen, het energieniveau stabieler wordt en het hoofd helderder aanvoelt, terwijl honger voorspelbaarder en rustiger wordt, niet door jezelf in te houden, maar doordat het lichaam weer voldoende brandstof krijgt zonder blokkades.

Dat effect werkt motiverend, niet op een oppervlakkige manier, maar omdat het vertrouwen terugbrengt, je merkt dat het lichaam meewerkt in plaats van tegenwerkt, dat het geen strijd hoeft te zijn en dat verbetering logisch begint te voelen.

Tegelijk roept dit vragen op, want als het zo werkt, waarom hoor je dit dan zo weinig, en waarom ligt de nadruk nog steeds op calorieën, koolhydraatbeperking en medicatie.

Het eerlijke antwoord is dat oude overtuigingen hardnekkig zijn en systemen langzaam veranderen, zeker wanneer gezonde vetten jarenlang als oplossing zijn gepresenteerd en caloriecontrole als heilig wordt gezien.

Maar jij leest dit omdat je verder wilt kijken, omdat je merkt dat wat je tot nu toe hebt geprobeerd niet heeft gebracht wat je hoopte, en omdat je openstaat voor een aanpak die niet draait om minder eten, maar om beter kiezen, niet tijdelijk, maar structureel.

Dat vraagt aanpassing, zeker wanneer je gewend bent om olie royaal te gebruiken, noten te snacken en vetrijke producten als veilig te beschouwen, maar zodra je merkt wat er gebeurt wanneer vet daalt en complexe koolhydraten weer ruimte krijgen, verschuift er iets, in je lichaam en in je denken.

Je krijgt opnieuw grip, niet door controle, maar door samenwerking met je systeem.

Geef insuline niet langer de schuld

Er zijn weinig woorden die zoveel emotie oproepen bij mensen met diabetes als het woord insuline, omdat het voor de één voelt als een noodzakelijke redder, terwijl het voor de ander het moment markeert waarop alles definitief misging, alsof het een laatste stap is die betekent dat je te laat bent, een beeld dat wijdverbreid is maar niet klopt.

Insuline is namelijk niet het probleem, want het is een van de meest essentiële en slimme hormonen die het lichaam aanmaakt, en zonder insuline kun je niet leven, omdat het ervoor zorgt dat glucose vanuit het bloed de cellen binnenkomt waar het wordt gebruikt als energie.

Geen insuline betekent geen opname, geen opname betekent geen brandstof, en zo eenvoudig is dat mechanisme.

Het probleem ontstaat dan ook niet door insuline zelf, maar door de manier waarop het lichaam erop reageert, want bij diabetes type 2 luisteren cellen steeds minder goed naar het signaal van insuline, een toestand die insulineresistentie wordt genoemd.

Zoals je eerder las, heeft die weerstand meestal niets te maken met een tekort aan insuline, maar met wat er in de cel gebeurt, waarbij met name vetophoping in de cellen de werking van insuline verstoort, waardoor de boodschap wel aankomt maar de cel niet meer adequaat reageert.

Toch krijgt insuline vaak de schuld, en dat komt doordat het meestal pas in beeld komt wanneer iemand al jaren worstelt, wanneer voeding, beweging en leefstijl geen prioriteit kregen of niet effectief werden aangepakt, waardoor insuline voelt als falen, alsof je iets verkeerd hebt gedaan, terwijl het in werkelijkheid een logisch gevolg is van langdurige disbalans.

Wat veel mensen niet weten, is dat bij diabetes type 2 vaak juist veel insuline aanwezig is, omdat de alvleesklier meestal nog goed functioneert en soms zelfs extra insuline aanmaakt om de weerstand te compenseren.

De kraan gaat verder open, maar de deur blijft dicht, waardoor glucose in het bloed blijft circuleren en de bloedsuiker stijgt, niet door een tekort aan insuline, maar door een gebrek aan respons in de cel.

Artsen schrijven in zo'n situatie soms extra insuline voor, wat op korte termijn kan helpen, zeker wanneer andere aanpassingen niet worden doorgevoerd, omdat het de bloedsuiker verlaagt en acute schade helpt voorkomen.

Maar daarmee verandert niets aan de oorzaak, want de weerstand in de cel blijft bestaan zolang de omstandigheden niet veranderen.

Die omstandigheden verander je niet door meer insuline toe te voegen, maar door de belasting op de cellen te verlagen, door minder vet in de voeding, minder vet in en rond de cellen en meer ruimte voor insuline om zijn werk te doen zoals het bedoeld is.

Zodra die ruimte terugkomt, herstelt de gevoeligheid vaak sneller dan mensen verwachten.

Rond insuline bestaat bovendien een hardnekkig misverstand, namelijk dat het een dikmaker zou zijn, iets wat vaak wordt gezegd en aannemelijk klinkt omdat mensen die insuline gebruiken soms aankomen.

Maar dat gewichtstoename niet door de insuline zelf ontstaat, maar door de context waarin deze wordt gebruikt, want wanneer iemand vet en energierijk eet en daarbovenop insuline gebruikt, wordt overtollige energie opgeslagen.

Dat zou zonder insuline ook gebeuren, alleen zou de suiker dan in het bloed blijven circuleren, met schade aan ogen, nieren en zenuwen tot gevolg.

Insuline doet dus precies wat het moet doen, het brengt glucose naar de plek waar het hoort, en de vraag is niet of insuline slecht is, maar of het lichaam de kans krijgt om er goed op te reageren.

Daar begint de omslag, niet bij minder pillen of minder eenheden, maar bij het begrijpen van hoe het systeem werkt, bij voeding die ondersteunt in plaats van belemmert, bij beweging die activeert zonder uit te putten en bij keuzes die de cel ontlasten.

Dat is waarom deze stap inzicht heet, want zonder dat inzicht blijf je symptomen bestrijden, terwijl je met dat inzicht kunt beginnen aan werkelijk herstel.

Hoe koolhydraten je kunnen helpen

Wanneer mensen horen dat deze aanpak draait om het eten van meer koolhydraten, zie je vaak dezelfde reactie verschijnen, wenkbrauwen die omhoog gaan, twijfel die zichtbaar wordt en soms zelfs afkeer, wat begrijpelijk is omdat de meeste mensen jarenlang precies het tegenovergestelde hebben gehoord, namelijk dat suikers vermeden moeten worden, dat brood, rijst en fruit gevaarlijk zouden zijn en dat koolhydraten dik maken en ziekte veroorzaken, een verhaal dat diep is ingesleten en daarom vraagt om zorgvuldige uitleg.

De kern is eenvoudig, want goede koolhydraten zijn geen vijand maar een voorwaarde voor herstel, mits de blokkade wordt weggenomen die hun werking belemmert, en die blokkade bestaat uit vet.

Koolhydraten vormen de meest efficiënte brandstof die het lichaam kent, omdat spieren erop draaien, de hersenen erop functioneren en het hele systeem daarop is ingericht, terwijl het probleem bij diabetes type 2 niet ontstaat doordat de bloedsuiker stijgt na het eten van koolhydraten, maar doordat die glucose de cel niet meer in kan door vetverzadiging van de cellen.

Zodra dat inzicht landt, verschuift het perspectief volledig.

Binnen een vetarm en volwaardig voedingspatroon gebeurt namelijk vaak precies het tegenovergestelde van wat mensen vrezen, omdat zij meer koolhydraten eten uit fruit, aardappelen, rijst, havermout en bonen, terwijl de bloedsuiker tegelijkertijd daalt, niet omdat het lichaam iets moet verdragen wat het eigenlijk niet kan, maar omdat glucose eindelijk weer wordt opgenomen en de deur opnieuw openstaat.

Dat effect is geen uitzondering maar een terugkerend patroon, waarbij mensen met diabetes type 2 die overstappen op een koolhydraatrijke en vetarme manier van eten vaak merken dat zij minder medicatie of insuline nodig hebben, dat zij afvallen zonder constante honger, dat hun bloedsuiker daalt zonder beperking, dat hun energie toeneemt, hun slaap verbetert en hun stemming stabieler wordt, niet door discipline maar door herstel van functie.

De reden dat je dit zo weinig hoort, is dat de aandacht jarenlang ergens anders lag, namelijk op symptoombestrijding, snelle oplossingen en diëten die op korte termijn resultaat lieten zien maar zelden standhielden, zoals koolhydraatarm, keto of eiwitrijk eten, benaderingen die je misschien zelf hebt geprobeerd en die soms tijdelijk werkten.

Het probleem bij deze aanpakken is niet dat mensen het verkeerd doen, maar dat zij de oorzaak ongemoeid laten, omdat de vetverzadiging van de cellen blijft bestaan, spiermassa onder druk komt te staan, voortdurende beperking nodig blijft en de aanpak moeilijk vol te houden is binnen een normaal leven.

Wat nodig is, is geen dieet dat het lichaam uitput, maar een systeem dat het voedt, dat energie beschikbaar maakt in plaats van schaars en dat herstel mogelijk maakt zonder voortdurende strijd.

Daarop is mijn IMPACT aanpak gebouwd, niet op verboden lijsten, supplementen of hypes, maar op een andere verdeling van voedingsstoffen, met eten waarvan je voldoende mag nemen, voeding die verzadigt en een systeem dat de bloedsuiker laat dalen zonder dat het leven kleiner wordt.

Dat is niet idealistisch, maar praktisch, en het is aantoonbaar effectief.

Wat eet je wél bij diabetes type 2

Wanneer ik mensen vertel dat ze bij diabetes type 2 niet minder moeten eten maar anders, zie ik vaak verbazing verschijnen, omdat zij een lijst met verboden verwachten, een strak dagschema of iets dat ruikt naar discipline en afzien, wat logisch is aangezien de meeste adviezen precies zo zijn opgebouwd, terwijl deze aanpak daar bewust van afwijkt.

De kracht van deze manier van werken zit niet in wat je weglaat, maar in wat je toevoegt, omdat het lichaam gevoed wil worden en niet beperkt of uitgehongerd, zeker bij diabetes type 2 waar herstel juist vraagt om voorspelbaarheid, rust en consequente aanvoer van de juiste bouwstoffen.

Hoe regelmatiger en duidelijker dat gebeurt, hoe sneller het systeem tot rust komt en zich begint te herstellen, en daarom gaat dit hoofdstuk niet over regels of schema's, maar over richting en samenhang.

De basis is eenvoudig en doordacht, want je eet voeding met veel volume zoals groenten, aardappelen, fruit, bonen, rijst en granen, waardoor je maag gevuld wordt zonder dat het lichaam overbelast raakt, wat zorgt voor verzadiging zonder spanning.

Je eet ruim, maar licht, waardoor het lichaam energie krijgt zonder voortdurend te moeten compenseren, en dat alleen al geeft veel mensen voor het eerst in lange tijd rust rondom eten.

Tegelijk houd je de vetinname laag, wat betekent dat je geen oliën toevoegt en vetrijke producten niet als hoofdbestanddeel gebruikt, waarbij avocado, noten en zaden tijdelijk meer naar de achtergrond verdwijnen, niet omdat ze slecht zijn, maar omdat het lichaam ze in deze fase minder goed verwerkt.

Door die vetbelasting te verlagen ontstaat er ruimte in de cellen, waardoor insuline zijn werk weer beter kan doen en glucose makkelijker wordt opgenomen.

Wanneer je "overwegend" plantaardig eet, zonder zuivel, zonder vlees en zonder dierlijke vetten, verdwijnen daarmee vooral de verzadigde vetten die de insulinegevoeligheid onder druk zetten, terwijl vezels, volume en voedingsstoffen juist toenemen.

De focus verschuift daarmee van controle naar voedzaamheid, omdat je geen calorieën hoeft te tellen en geen macro's hoeft bij te houden, maar leert kiezen voor onbewerkte voeding die het lichaam daadwerkelijk voedt en verzadigt.

Voor veel mensen voelt dit als een grote omschakeling, vooral omdat ze jarenlang hebben gedacht in termen van minder, oppassen en verboden, terwijl het perspectief volledig verandert zodra zichtbaar wordt hoeveel er wél kan.

Fruit, peulvruchten, granen en aardappelen vormen geen beperking maar een overvloed, waar veel mensen onnodig bang voor zijn gemaakt, terwijl juist deze producten het lichaam stabiliteit geven.

Wanneer je zo gaat eten gebeurt er iets essentieels, omdat cellen weer gevoeliger worden voor insuline en glucose uit de voeding daar terechtkomt waar het hoort, namelijk in de cel, waardoor de bloedsuiker daalt op een logische manier.

De behoefte aan insuline of andere medicatie kan daardoor afnemen, vaak geleidelijk en altijd in overleg, omdat het lichaam minder hoeft te compenseren en weer efficiënter gaat werken.

De energie komt terug, zonder inzakkers na het eten, zonder plotselinge honger en zonder voortdurende onrust in het hoofd, maar met een gevoel van stabiliteit dat veel mensen lang niet meer hebben ervaren.

Ook het gewicht normaliseert, niet doordat je minder eet, maar doordat het lichaam opnieuw leert omgaan met energie en opslag loslaat wanneer die niet langer nodig is.

Het hele systeem wordt rustiger, met minder ontstekingsactiviteit, minder hormonale schommelingen en minder stressreacties, waardoor herstel weer ruimte krijgt.

Dit is geen belofte en geen truc, maar simpele fysiologie, want zo werkt het lichaam wanneer de omstandigheden kloppen.

Deze manier van eten is geen trend of tijdelijke aanpak, maar sluit aan bij hoe mensen in delen van de wereld waar diabetes nauwelijks voorkomt al generaties leven, grotendeels plantaardig, rijk aan zetmeel en vezels, vetarm, niet obsessief en niet extreem, maar wel consequent.

Dat is wat je hier leert, niet omdat het populair klinkt, maar omdat het werkt in de praktijk.

En dan volgt bijna altijd dezelfde vraag, namelijk of je op deze manier wel genoeg proteïne binnenkrijgt, een zorg die begrijpelijk is maar tegelijk gebaseerd op een hardnekkige misvatting, die we in het volgende deel rustig en helder gaan ontrafelen.

Proteïne en diabetes type 2

Eiwit, of proteïne zoals het vaak wordt genoemd, is meestal het eerste onderwerp dat ter sprake komt zodra voeding wordt besproken, zeker bij diabetes type 2, omdat spierbehoud, afvallen, verzadiging en gezondheid allemaal aan dit ene voedingsstofje worden opgehangen, waardoor het lijkt alsof alles valt of staat met hoeveel eiwit je eet.

Je hoort het overal terug, dat je voldoende eiwitten moet binnenkrijgen, dat je anders spiermassa verliest, maar wanneer je hier nuchter naar kijkt, blijkt dat beeld niet zo zwart-wit te zijn.

Bij diabetes type 2 is een eiwittekort namelijk zelden het probleem, en voor de meeste mensen geldt zelfs het tegenovergestelde, omdat zij ruim voldoende eiwit binnenkrijgen, ook wanneer zij grotendeels plantaardig eten, iets wat zowel in Nederland als wereldwijd zichtbaar is.

Het idee dat je zonder dierlijke producten structureel te weinig eiwit binnenkrijgt, houdt daarom geen stand wanneer je kijkt naar wat mensen daadwerkelijk eten en hoe het lichaam functioneert.

Wat vaak onderbelicht blijft, is dat een hoge eiwitinname, en dan vooral uit dierlijke bron, de insulineresistentie juist kan versterken, niet door het eiwit zelf, maar door de context waarin het wordt gegeten.

Dierlijke eiwitbronnen gaan vrijwel altijd samen met verzadigd vet en ontbreken vezels, waardoor vlees, zuivel en eieren weliswaar eiwit leveren, maar tegelijkertijd vet dat de cellen belast en de insulinewerking verstoort.

Die vetbelasting remt de glucoseopname, waardoor de bloedsuiker stijgt en het systeem verder uit balans raakt, niet omdat je te weinig eiwit eet, maar omdat je het combineert met voeding die herstel tegenwerkt.

Wanneer je kijkt naar bevolkingsgroepen die voornamelijk leven op rijst, bonen, groenten en fruit, zie je iets opvallends, want eiwittekorten komen daar nauwelijks voor, terwijl mensen niet zwak, niet fragiel en niet ondervoed zijn.

Integendeel, zij hebben vaak minder last van diabetes, hart en vaatziekten en overgewicht dan we in het Westen gewend zijn, wat laat zien dat eiwit geen magisch bestanddeel is maar simpelweg een bouwsteen. Het lichaam heeft eiwit nodig, maar in veel kleinere hoeveelheden dan vaak wordt beweerd, en het kan uitstekend herstellen, functioneren en spiermassa behouden bij een matige eiwitinname, zolang de rest van het systeem klopt.

De vraag is daarom niet of je genoeg eiwit eet, maar waar het vandaan komt en wat er tegelijkertijd mee je lichaam binnenkomt.

Plantaardige bronnen zoals peulvruchten, volkoren granen, aardappelen en groenten leveren voldoende eiwit zonder de vetbelasting die het systeem verstoort, wat ze juist geschikt maakt bij diabetes type 2.

Een eenvoudige maaltijd van rijst en bonen bevat al een volledig aminozuurprofiel, en wanneer je daar groenten aan toevoegt, voorzie je het lichaam ruimschoots van wat het nodig heeft.

Een andere hardnekkige misvatting is dat iedere maaltijd perfect uitgebalanceerd moet zijn, alsof elk bord afzonderlijk alle aminozuren moet bevatten, terwijl het lichaam zo niet werkt.

Aminozuren worden opgeslagen en over de dag heen gecombineerd, waardoor het totaal telt en niet de samenstelling van één losse maaltijd.

Je hebt daarom geen eiwitshakes nodig, geen ingewikkelde vleesvervangers met lange ingrediëntenlijsten en geen extra eieren bij het ontbijt om zekerheid te voelen, maar vooral eenvoud.

Onbewerkte plantaardige voeding, variatie uit peulvruchten, granen en groenten, en inzicht in wat je lichaam werkelijk nodig heeft vormen samen een veel stabielere basis.

Het probleem bij diabetes type 2 is namelijk geen tekort aan eiwit, maar een teveel aan vet en een gebrek aan metabole flexibiliteit, en daar verandert extra eiwit niets aan.

Richt je aandacht daarom niet op angst voor tekorten, maar op herstel, door ruim te eten, (overwegend) plantaardig te kiezen en vezelrijk te blijven eten, zodat je lichaam brandstof en bouwstoffen krijgt zonder extra belasting.

En wanneer je twijfelt of dat voldoende is, kijk dan niet alleen naar theorie, maar naar wat er gebeurt wanneer je zo eet en beweegt, want je zult merken dat je sterker wordt in plaats van zwakker.

Dat brengt ons bij het volgende onderwerp, waarin spiermassa en insulinegevoeligheid centraal staan, omdat spieren bij diabetes geen luxe zijn, maar functioneel werken als een vorm van medicijn.

Spiermassa is je beste bondgenoot

Spieren zijn geen decoratie en geen extraatje dat je erbij neemt wanneer alles verder al op orde is, zeker niet wanneer je te maken hebt met diabetes type 2, omdat spieren actief weefsel zijn dat continu leeft, werkt en energie verbruikt, waardoor ze een directe rol spelen in hoe je lichaam met glucose omgaat.

Spieren gebruiken glucose als brandstof en maken het lichaam gevoeliger voor insuline, en precies daarom vormen ze geen detail in dit proces maar een bepalende factor in herstel en stabiliteit.

Elke beweging die je maakt vraagt iets van je spieren, of dat nu traplopen is, iets optillen of opstaan uit een stoel, omdat al deze handelingen energie kosten die grotendeels uit glucose afkomstig is, en om die glucose in de spiercel te krijgen is insuline nodig.

Bij mensen met diabetes verloopt dat proces vaak trager en minder efficiënt, waardoor glucose langer in het bloed blijft circuleren en de bloedsuiker hoger blijft dan wenselijk is. Wanneer je meer spiermassa hebt, verandert dat mechanisme merkbaar, omdat de vraag naar glucose toeneemt, spiercellen actiever worden en glucose makkelijker wordt opgenomen, zelfs bij lagere insulinespiegels, waardoor de bloedsuiker sneller en stabieler daalt zonder dat extra insuline nodig is.

Dat effect ontstaat niet door motivatie of wilskracht, maar door biologie die haar werk doet zodra de omstandigheden kloppen.

Spieren doen daarnaast iets wat vaak wordt onderschat, omdat ze ook in rust actief blijven en energie blijven verbruiken, waardoor een groter spiermassa-aandeel zorgt voor een hoger basaal energieverbruik en een lichaam dat ook buiten beweging efficiënter functioneert.

Dat effect werkt dag na dag door in je stofwisseling en in de manier waarop je bloedsuiker wordt gereguleerd, zonder dat je daar actief iets voor hoeft te doen.

Met het ouder worden neemt spiermassa geleidelijk af, een proces dat sarcopenie wordt genoemd en dat versnelt naarmate de jaren verstrijken, vooral wanneer spieren niet meer regelmatig worden geprikkeld.

Wanneer je niets doet, gaat dit proces sneller, maar juist daarin ligt ook je invloed, omdat de juiste prikkel dit verlies kan vertragen en in veel gevallen zelfs kan omkeren.

Die prikkel is weerstand, en die werkt alleen wanneer je haar consequent toepast, niet af en toe en niet vrijblijvend, maar op een manier die het lichaam serieus neemt.

Daarom draait training binnen deze aanpak om progressieve weerstand, niet omdat het indrukwekkend klinkt, maar omdat het aantoonbaar de enige vorm van training is die spiermassa behoudt en opbouwt.

Wandelen is waardevol en bewegen is noodzakelijk, maar het vergroot je spiermassa niet, en juist die spiermassa is bij diabetes type 2 van doorslaggevend belang.

Dat betekent niet dat training ingewikkeld hoeft te zijn, want je hebt geen dure sportschool nodig, geen apparaten en geen uitgebreide schema's, maar wel een doordachte aanpak die het lichaam prikkelt zonder het uit te putten.

Wat veel mensen niet te horen krijgen, is dat spierverlies bij diabetes een onderschatte risicofactor vormt, omdat het niet alleen invloed heeft op de bloedsuiker, maar ook op energie, balans, slaap en mentale veerkracht.

Minder spiermassa maakt het lichaam kwetsbaarder, terwijl meer spiermassa juist zorgt voor robuustheid en buffervermogen.

Daarom is het belangrijk om hier helder over te zijn, want meer spiermassa betekent een betere glucoseregulatie, een lager risico op complicaties en meer vrijheid in het dagelijks leven.

Je traint niet per se om er gespierder uit te zien, maar om te kunnen functioneren, om zelfstandig te blijven en om je lichaam sterker en betrouwbaarder te maken naarmate je ouder wordt.

Elke kilo spier die je opbouwt vergroot je metabole reserve, niet als iets om mee te pronken, maar als capaciteit waarop je systeem altijd kan terugvallen wanneer het nodig is.

Wat je buikomtrek je vertelt

Je hebt inmiddels gezien dat diabetes type 2 niet draait om suiker, maar om wat het lichaam belemmert om die suiker daadwerkelijk op te nemen, en dat is vet, niet zomaar vet, maar het vet dat zich ophoopt rond de organen en dat we visceraal vet noemen, een vorm van vet die zich vooral nestelt op een plek die voor veel mensen pijnlijk herkenbaar is, namelijk de buik.

De buik is geen onschuldige opslagplaats en ook geen esthetisch detail dat je oplost met een andere broekmaat, maar vormt het actieve centrum van je metabole gezondheid of juist van je ontregeling, omdat een toenemende buikomvang direct samenhangt met insulineresistentie, hart en vaatziekten en chronische laaggradige ontsteking, en daarmee ook met de richting waarin jouw diabetes zich ontwikkelt.

Om dit concreet te maken helpt het om naar duidelijke grenzen te kijken, want bij mannen neemt het risico sterk toe wanneer de buikomvang boven de 102 centimeter uitkomt, terwijl die grens bij vrouwen rond de 88 centimeter ligt, en alles wat daarboven zit vergroot aantoonbaar de kans op insulineresistentie, leververvetting en uitputting van de bètacellen in de alvleesklier.

Dat zijn geen abstracte begrippen uit een medisch verslag,

maar processen die bepalen hoeveel medicatie nodig wordt, hoe stabiel je waarden blijven en hoe groot de kans is op complicaties op de langere termijn.

De reden hiervoor is eenvoudig en tegelijk confronterend, omdat vet rondom de organen geen passieve massa is die stil ligt te wachten, maar actief weefsel dat ontstekingsstoffen produceert, de hormoonhuishouding verstoort en cellen steeds minder gevoelig maakt voor insuline.

Daarom kun je een redelijk lichaamsgewicht hebben en toch metabool ongezond zijn, omdat je het probleem niet altijd ziet op de weegschaal, maar vrijwel altijd herkent aan de buikomvang.

Juist om die reden is dit meetpunt zo waardevol, want je hebt geen bloedonderzoek nodig en geen dure scan, maar slechts een meetlint en de bereidheid om eerlijk te kijken naar wat je lichaam laat zien.

Wanneer je eet, stijgt je bloedsuiker, en dat is normaal, omdat insuline ervoor zorgt dat glucose wordt opgenomen in spier en levercellen, maar zodra die cellen verzadigd zijn met vet reageren zij steeds slechter op dat signaal.

De insuline is aanwezig, soms zelfs in grote hoeveelheden, maar de boodschap komt niet meer goed door, waardoor glucose in het bloed blijft circuleren en het lichaam probeert te compenseren door nog meer insuline aan te maken.

Dat mechanisme kan een tijd werken, totdat het vastloopt, waarna hogere doseringen medicatie volgen of uiteindelijk insuline nodig wordt om schade te voorkomen.

Deze vicieuze cirkel doorbreek je niet door suiker te schrappen, maar door de cel opnieuw ontvankelijk te maken, en dat proces begint bij het verminderen van het actieve vet rond de buikorganen.

Veel mensen krijgen het advies om af te vallen door simpelweg minder te eten, maar wanneer je niet weet welk vet het probleem vormt, richt je je vaak op de verkeerde plek, omdat onderhuids vet zelden de grootste boosdoener is.

Het vet diep in de buikholte is dat wel, en dat vet voelt vaak harder aan, laat zich moeilijk vastpakken en verdwijnt niet door alleen calorieën te schrappen, maar juist door voeding te kiezen die vetopslag niet stimuleert en de insulinegevoeligheid herstelt.

Zodra dat gebeurt, merk je het vaak sneller dan verwacht, omdat bloedsuikerpieken afnemen, de energie toeneemt en de buikomvang zichtbaar begint te dalen, terwijl de meetwaarden langzaam meebewegen in dezelfde richting.

De weegschaal kan daarbij misleidend zijn, zeker wanneer je spiermassa opbouwt of tijdelijk vocht vasthoudt, maar de buik vertelt zelden een verkeerd verhaal.

Een kleiner wordende buik is een krachtig signaal dat visceraal vet verdwijnt en dat het systeem zich herstelt, en vaak is dit zelfs het eerste wat verandert wanneer voeding, beweging en herstel de juiste richting opgaan.

Buikvet hangt samen met een hogere bloeddruk, een ongunstig cholesterolprofiel, verhoogde ontstekingswaarden en een groter risico op hart en vaatziekten, niet omdat vet op zichzelf slecht is, maar omdat de plek waar het zich ophoopt bepaalt hoeveel schade het aanricht.

Bij diabetes type 2 is die plek vrijwel altijd de buik, en daarom verdient dit gebied extra aandacht, zeker bij mannen die van nature sneller vet rond de buik opslaan en bij vrouwen bij wie dit risico vaak toeneemt na de overgang.

Zodra buikvet verschijnt, stijgt het risico snel mee, en hoe langer het blijft zitten, hoe lastiger herstel wordt, niet omdat het onmogelijk is, maar omdat het systeem langer uit balans is geweest.

Daarom begint dit plan met meten, niet met vage doelen of wensdenken, maar met een eerlijke nulmeting die richting geeft.

Niet het getal op de weegschaal staat daarbij centraal, maar de buikomvang, want pas wanneer je weet waar je werkelijk staat, kun je bepalen waar je naartoe wilt, en dat begint niet met afvallen, maar met begrijpen wat je lichaam probeert te vertellen.

III

MINIMALISME

Hier leer je waarom méér doen vaak averechts werkt en waarom kleine, gerichte aanpassingen juist het verschil maken. Geen strenge regels of volle schema's, maar eenvoud die vol te houden is. Je ontdekt hoe minder prikkels, minder stress en meer focus leiden tot betere resultaten, zodat verandering niet voelt als vechten maar als iets dat logisch past in je leven

Minder vaak trainen, beter resultaat

Het klinkt tegenstrijdig, zeker wanneer je jarenlang hebt gehoord dat je minimaal drie keer per week moet trainen om resultaat te boeken, want veel mensen hebben dat braaf gedaan met schema's, vaste dagen en een volle agenda, terwijl wat het hen vaak opleverde geen kracht of energie was, maar juist vermoeidheid, druk en frustratie.

De vraag is dan niet of ze genoeg deden, maar of ze het juiste deden binnen een lichaam dat al onder belasting stond.

Wat ik in de praktijk steeds opnieuw zie, is dat niet de hoeveelheid training het resultaat bepaalt, maar de kwaliteit ervan, en misschien nog belangrijker, of het past binnen het leven dat iemand daadwerkelijk leidt.

Consistentie ontstaat namelijk niet uit moeten of discipline, maar uit haalbaarheid, en iets wat niet past in je week houdt niemand langdurig vol.

Daarom begint dit hoofdstuk niet met oefeningen of schema's, maar met een eenvoudige stelling die veel weerstand oproept, namelijk dat je niet vaker hoeft te trainen, maar beter moet trainen.

Elke training vormt een stressprikkel, en dat is precies de bedoeling, omdat je het lichaam uitdaagt zodat het zich kan aanpassen, maar die aanpassing vindt niet plaats tijdens de training zelf.

De echte verandering gebeurt daarna, in de periode van herstel, wanneer het lichaam reageert op de prikkel die je hebt gegeven en besluit sterker te worden.

Zonder herstel ontstaat geen vooruitgang, hoe gemotiveerd je ook bent.

Dit verklaart waarom zoveel mensen vastlopen, omdat zij vaak trainen maar onvoldoende herstellen, waardoor vermoeidheid zich opstapelt, het resultaat uitblijft en de energie steeds verder wegzakt.

De conclusie die dan vaak wordt getrokken is dat er harder gewerkt moet worden, terwijl in werkelijkheid juist te veel wordt gedaan.

Binnen deze aanpak kiezen we daarom bewust voor het tegenovergestelde, namelijk minder trainen met meer focus, geen eindeloze sessies en geen lukraak programma, maar één gerichte krachttraining per week die serieus wordt uitgevoerd.

Die training vraagt aandacht voor techniek, voor intensiteit en voor progressie, en voor de meeste mensen blijkt dat voldoende te zijn om spiermassa te behouden en zelfs op te bouwen.

Krachttraining is geen tijdverdrijf en geen manier om calorieën te verbranden, maar een gerichte ingreep die het lichaam een helder signaal geeft.

Je traint om spiermassa te herstellen, omdat spieren directe invloed hebben op bloedsuikerregulatie, vetopslag en energieverbruik, en dat bereik je niet door meerdere keren per week een beetje van alles te doen.

Dat bereik je door één keer per week alles te doen wat nodig is, binnen een strak en overzichtelijk kader dat het lichaam begrijpt.

Dat betekent niet kapotgaan of jezelf afbeulen, maar doelgericht vermoeien, precies genoeg om het lichaam aan te zetten tot aanpassing, niet meer en niet minder.

Juist daardoor werkt deze aanpak voor mensen met een druk leven, voor mensen die geen ruimte hebben voor lange sportschoolsessies en voor mensen die eerder zijn afgehaakt omdat het simpelweg niet vol te houden was.

Minder trainen verlaagt de drempel, en een lagere drempel vergroot de kans dat je blijft komen opdagen, week na week.

Daar komt nog iets bij, want minder trainen vergroot vaak juist de motivatie, niet doordat je jezelf moet oppeppen, maar omdat je merkt dat het werkt.

Wanneer iets past in je leven en zichtbaar resultaat oplevert, ontstaat vanzelf de wens om ermee door te gaan, en dat is motivatie die van binnenuit komt.

Dit is geen pleidooi voor gemakzucht of vrijblijvendheid, maar een bewuste keuze voor effectiviteit, voor gedrag dat beklijft en voor een systeem dat ondersteunt in plaats van uitput.

Beweging in het dagelijks leven blijft belangrijk, want wandelen, fietsen en actief zijn horen bij een gezond lichaam, maar training heeft een ander doel.

Sterker worden, met minimale belasting en maximale impact.

In het volgende deel leg ik uit waarom één training per week, mits goed uitgevoerd, voldoende kan zijn voor spierbehoud en spiergroei, en waarom dat voor mensen met diabetes type 2 geen compromis is, maar juist een doorbraak.

Slechts één krachttraining per week

Het klinkt te mooi om waar te zijn, één keer per week trainen en toch resultaat boeken, terwijl onderzoek en praktijk dit keer op keer laten zien, niet omdat het een slimme truc is, maar omdat het precies aansluit bij hoe het lichaam daadwerkelijk functioneert wanneer het de ruimte krijgt om te herstellen.

Spiergroei en krachttoename vragen geen herhaling om de herhaling, maar een duidelijke prikkel gevolgd door voldoende rust, zodat het lichaam het proces kan afronden zonder voortdurend te worden onderbroken.

Je lichaam herkent geen sportschool, geen schema en geen vast aantal trainingen per week, maar reageert uitsluitend op belasting, op hoe zwaar de prikkel is, hoeveel spiervezels moeten meedoen en hoeveel hersteltijd het systeem daarna krijgt.

Daar, en nergens anders, vindt de aanpassing plaats.

Bij de juiste belasting ontstaat één helder signaal, namelijk dat dit weefsel sterker moet worden, en dat signaal is voldoende om spiermassa te behouden en in veel gevallen zelfs te vergroten.

Voorwaarde is wel dat de prikkel daadwerkelijk binnenkomt, wat betekent dat je traint tot het punt waarop de spier tijdelijk niet meer kan, het moment waarop een volgende herhaling met goede techniek simpelweg niet meer mogelijk is.

Dat noemen we spierfalen, niet als doel op zich, maar als herkenningspunt dat de prikkel diep genoeg is geweest.

Dat klinkt zwaarder dan het in de praktijk is, want het vraagt geen agressie, geen schreeuwen en geen eindeloos beuken, maar vooral focus en aanwezigheid tijdens de oefening.

Veel mensen stoppen te vroeg omdat het oncomfortabel wordt, terwijl anderen juist te veel doen met halve inzet, en beide leveren uiteindelijk weinig op.

Eén training per week werkt alleen wanneer die training telt, want het is geen uitnodiging tot gemakzucht, maar tot serieus werken in korte tijd.

Meer trainen lijkt logisch, omdat meer prikkels in theorie meer resultaat zouden moeten opleveren, maar in de praktijk werkt dit vaak juist tegen, zeker bij mensen die slecht slapen, veel stress ervaren, overgewicht hebben of leven met ontregelde bloedsuikers.

Het lichaam krijgt dan onvoldoende tijd om te herstellen, en zonder herstel ontstaat geen vooruitgang, hoe gemotiveerd iemand ook is.

Wat je dan vaak ziet, is dat vermoeidheid zich opstapelt, spieren niet volledig herstellen, bloedsuikerwaarden hoog blijven en motivatie langzaam wegzakt omdat het resultaat uitblijft.

Niet omdat iemand te weinig doet, maar omdat het lichaam continu achter de feiten aanloopt.

Krachttraining tot spierfalen is geen lichte inspanning, want het vraagt veel van het systeem, en juist daarom is hersteltijd cruciaal.

Supercompensatie, het proces waarbij het lichaam sterker

terugkomt dan voorheen, heeft tijd nodig, en wanneer die tijd steeds opnieuw wordt afgenomen, blijf je hangen in onderhoud of glijd je zelfs langzaam achteruit.

Voor mensen met diabetes type 2 is dit principe extra belangrijk, omdat hun herstelcapaciteit vaak beperkt is door jarenlange metabole belasting.

Eén gerichte krachttraining per week biedt dan precies de juiste balans, omdat je het systeem niet overbelast, energie spaart en toch de prikkel geeft die nodig is om de insulinegevoeligheid te verbeteren.

Dat effect houdt niet enkele uren aan, maar kan dagenlang doorwerken.

Elke serieuze krachttraining maakt spiercellen tijdelijk extra gevoelig voor glucose, wat zorgt voor betere opname en stabielere bloedsuikers, en als één sessie dat al kan doen, is het logisch om herstel niet te ondermijnen door onnodige herhaling.

Daar zit wel een duidelijke voorwaarde aan, want één keer per week trainen werkt alleen wanneer je het goed aanpakt.

Dat betekent werken met progressieve weerstand, bijhouden wat je doet en wekelijks iets meer vragen van je spieren, niet door automatisch te herhalen, maar door bewust te sturen op aanpassing.

Dat klinkt intens, maar het is overzichtelijk en goed te leren, en precies daarom laat ik in dit stappenplan zien hoe je in korte tijd maximale impact maakt zonder je agenda vol te trekken met trainingen.

Spierfalen, de sleutel in het IMPACT systeem

Wanneer mensen horen dat ze maar één keer per week hoeven te trainen, ontstaat vaak scepsis, omdat het te eenvoudig klinkt en het gevoel oproept dat iets wat zo overzichtelijk is onmogelijk serieuze resultaten kan opleveren.

Dat gevoel komt voort uit een hardnekkig misverstand, want het gaat niet om hoe vaak je traint, maar om hoe je traint, en binnen dat verschil speelt één principe een centrale rol, namelijk spierfalen.

Spierfalen betekent niets ingewikkelds, maar simpelweg dat je een oefening uitvoert totdat je geen correcte herhaling meer kunt maken, niet omdat het ongemakkelijk wordt of omdat je moe bent, maar omdat het technisch gezien niet meer lukt en de spier het werk niet langer kan uitvoeren.

Dat is het moment waarop de prikkel zijn werk doet.

Voor veel mensen klinkt dit spannend en soms zelfs gevaarlijk, maar dat beeld klopt niet wanneer je het gecontroleerd en doordacht toepast, met goede techniek, met aandacht en met een helder doel.

Juist dan is trainen tot spierfalen veilig en effectief, omdat het het moment is waarop het lichaam begrijpt dat wat het nu kan niet langer voldoende is.

En alleen op dat punt ontstaat aanpassing.

De meeste mensen trainen structureel onder hun niveau, omdat zij stoppen wanneer het schema dat voorschrijft of wanneer het vooraf bepaalde aantal herhalingen is gehaald, drie sets van tien en klaar, terwijl spieren geen schema's kennen en alleen reageren op daadwerkelijke belasting.

Is die belasting te laag, dan gebeurt er niets, of erger nog, het lichaam past zich aan door efficiënter te worden in wat het al kan, wat onderhoud oplevert maar geen vooruitgang.

Spierfalen doorbreekt dat patroon, omdat het zichtbaar maakt waar jouw grens ligt en het lichaam dwingt om zich daaroverheen te ontwikkelen, niet toevallig en niet vaag, maar doelgericht.

Precies daarom vormt dit principe een belangrijke pijler binnen mijn IMPACT systeem.

Bij diabetes type 2 wordt dit nog belangrijker, omdat spiermassa hier geen esthetisch doel heeft maar functioneel weefsel is, een actief orgaan dat direct invloed heeft op hoe het lichaam met glucose omgaat.

Elke spiercel die je behoudt of opbouwt vergroot de capaciteit om glucose op te slaan en te gebruiken, wat leidt tot lagere bloedsuikerwaarden en een hogere insulinegevoeligheid.

Elke training tot spierfalen geeft één duidelijk signaal af, namelijk dat er meer capaciteit nodig is, en het lichaam reageert daarop niet omdat jij dat wilt, maar omdat het moet.

Misschien denk je nu dat dit alleen is weggelegd voor fanatieke sporters, maar dat is niet zo, want je hoeft geen zware gewichten te gebruiken en je hoeft jezelf niet kapot te trainen.

Wat je nodig hebt is focus, een rustige uitvoering, volledige controle en de bereidheid om niet te stoppen voordat je zeker weet dat een volgende herhaling niet meer mogelijk is zonder verlies van techniek.

Dat kan met machines, met weerstandsbanden of met lichaamsgewicht, want het middel is niet doorslaggevend, de prikkel wel.

Je spaart jezelf niet, maar je jaagt jezelf ook niet op, je daagt jezelf uit en leert waar jouw werkelijke grens ligt.

Juist omdat je dit maar één keer per week doet, kun je het serieus nemen, met korte duur, hoge intensiteit en volledige aandacht, en precies daarin ligt de kracht van dit systeem.

Minimale tijdsinvestering, maximale impact.

Het is belangrijk om te begrijpen dat trainen tot spierfalen niet het einddoel is, maar het startschot, want wat je prikkelt moet ook kunnen herstellen.

Zonder herstel ontstaat geen groei, en zonder groei verbetert de stofwisseling niet.

Daarom gaat het volgende deel over iets wat vaak wordt onderschat, namelijk dat je niet sterker wordt van trainen, maar van herstel, en dat herstel bij diabetes minstens zo belangrijk is als de training zelf.

Begrijp dit principe, pas het zorgvuldig toe, laat je lichaam voelen dat het werk moet verrichten en maak je klaar voor de volgende stap, want daar ligt voor de meeste mensen de echte winst.

Herstel bepaalt je training

Veel mensen klampen zich vast aan hun schema, aan welke oefening ze doen, hoeveel sets erbij horen, in welke volgorde alles moet en op welke dag het plaatsvindt, omdat structuur houvast geeft en zekerheid biedt in iets dat vaak spannend aanvoelt.

Toch gaat het precies daar vaak mis, omdat de aandacht verschuift naar wat je doet, terwijl het echte verschil vrijwel altijd wordt gemaakt door wat erna gebeurt.

Je wordt namelijk niet sterker tijdens het trainen, maar tijdens je herstel.

Dat lijkt misschien een detail, maar het is fundamenteel, zeker wanneer je traint tot spierfalen, want op dat moment breek je spierweefsel af, niet als fout maar als bewuste prikkel.

Die afbraak is slechts het eerste deel van het proces, want daarna moet het lichaam dat weefsel herstellen en opnieuw opbouwen, sterker dan het was, en dat lukt alleen wanneer het systeem daar de ruimte voor krijgt.

Herstel vraagt rust, het vraagt voeding, het vraagt slaap en het vraagt ontspanning, en zonder die voorwaarden gebeurt er niets.

Geen groei, geen aanpassing en geen vooruitgang.

Wat veel mensen missen, is dat herstel geen passieve fase is waarin niets gebeurt, maar juist een actieve periode waarin het lichaam intensief aan het werk is.

Hormonen verschuiven, het zenuwstelsel schakelt terug, en energie wordt gericht op herstelprocessen die je niet voelt, maar die uiteindelijk alles bepalen.

Wanneer je in die fase te snel opnieuw traint, te weinig slaapt of te weinig eet, onderbreek je dat proces voordat het is afgerond.

Je kunt dan het beste trainingsschema van de wereld hebben, maar als het herstel tekortschiet, saboteer je onbewust je eigen vooruitgang.

Bij mensen met diabetes zie ik dit patroon vaak terug, omdat zij gemotiveerd starten, serieus trainen, even resultaat boeken en vervolgens vastlopen.

Vermoeidheid neemt toe, de slaap verslechtert, bloedsuikers gaan schommelen en het lichaam raakt overbelast, waarna het systeem terugschakelt naar overleven.

De waarden lopen op, de energie zakt weg en de motivatie verdwijnt, niet omdat zij iets verkeerd doen, maar omdat het herstel structureel te kort komt.

Daarom zeg ik dit zonder omwegen, herstel is de echte training, want in die fase doet het lichaam het werk waarvoor jij de prikkel hebt gegeven.

Dat betekent dat je aandacht moet hebben voor de basis, omdat slaap van vijf uur geen herstel is, hoe gewend je daar ook aan bent.

Het betekent dat je na een training voldoende koolhydraten nodig hebt om spieren daadwerkelijk te laten herstellen.

Het betekent dat rustdagen serieus genomen moeten worden, dat je voldoende drinkt en dat je ademhaling rustig mag zijn.

Dat zijn geen ingewikkelde regels, maar ze bepalen of je vooruitgaat of vastloopt.

Herstel is bovendien niet alleen fysiek, maar ook mentaal, want chronische stress houdt het lichaam in een voortdurende staat van paraatheid, alsof er elk moment gevaar dreigt.

In die toestand herstelt het systeem slecht, hoe goed je training ook is, en dat zie je terug in uitblijvende progressie en hardnekkige vermoeidheid.

Daarom ligt de oplossing zelden in vaker trainen, maar vrijwel altijd in slimmer trainen en beter herstellen.

Minder prikkels leveren dan meer effect op, minder volume zorgt voor meer resultaat.

Dat is de kern van minimalisme binnen mijn aanpak, namelijk minder doen, maar het beter doen.

Gericht trainen, volledig herstellen en herstel niet zien als luxe, maar als voorwaarde.

In het volgende deel laat ik zien waarom dit principe iets onverwachts oplevert, omdat motivatie terugkomt, niet doordat je jezelf pusht, maar doordat je lichaam eindelijk de kans krijgt om resultaat te voelen.

En zodra je dat voelt, ontstaat vanzelf de wil om door te gaan.

De vraag is dus niet hoe je schema eruitziet, maar of je herstel werkelijk op orde is.

Minder trainen, meer motivatie

Misschien herken je dit gevoel, dat je start met een trainingsschema vol goede intenties, het serieus neemt, je week eromheen plant en jezelf voorneemt dat dit keer alles anders wordt, tot het na een paar weken begint te wringen en een training steeds vaker voelt als een verplichting.

Eerst sla je er één over, daarna nog één, en voor je het weet ligt het hele plan stil, niet omdat je geen discipline hebt, maar omdat het systeem simpelweg te veel van je vraagt.

De reflex is dan vaak om hard te zijn voor jezelf, om te denken dat je moet doorzetten en dat het probleem bij jou ligt, terwijl het zinvoller is om te kijken of de aanpak wel klopt met hoe motivatie daadwerkelijk werkt.

Veel trainingsprogramma's zijn gebouwd op het idee dat meer altijd beter is, vaker trainen, meer volume, meer inspanning, omdat dat op papier logisch klinkt.

In de praktijk levert het echter vaak iets heel anders op, namelijk overbelasting, mentale weerstand en uiteindelijk afhaken.

Niet omdat mensen zwak zijn, maar omdat het systeem geen rekening houdt met herstel en beloning.

Het verschil zit namelijk niet in wat je doet tijdens de

training, maar in wat je ervaart in de dagen erna.

Wanneer je één keer per week serieus traint en daarna de ruimte krijgt om te herstellen, gebeurt er iets fundamenteel anders, omdat je voelt dat je iets hebt gedaan zonder uitgeput te zijn.

Je ervaart kracht, helderheid en energie, en doordat je lichaam de kans krijgt om te herstellen blijft dat gevoel niet uren, maar dagen aanwezig.

Je wordt niet wakker met het idee dat je alweer moet, maar met het gevoel dat je iets hebt opgebouwd.

Dat is een wezenlijk verschil.

Bij veel mensen verdwijnt motivatie niet omdat training te licht is, maar omdat het te zwaar is, met te veel prikkels, te weinig beloning, chronische spierpijn en een sluimerend schuldgevoel over gemiste sessies.

Een schema dat voortdurend boven je hoofd hangt put mentaal uit, en mentale uitputting is één van de snelste manieren om volledig te stoppen.

Motivatie ontstaat niet uit discipline en ook niet uit schuld, maar uit beloning, uit het gevoel dat wat je doet iets oplevert en dat je lichaam meewerkt in plaats van tegenwerkt.

Een minimalistische trainingsaanpak draait dat mechanisme om, omdat je weinig traint maar doelgericht, volledig herstelt en merkbare vooruitgang ervaart.

Je voelt verschil in kracht, in houding en in energie, en juist omdat training niet alles opslokt ontstaat er ruimte, ruimte om ernaar uit te kijken en ruimte om het vol te houden.

Daarom hoeven mensen binnen deze aanpak niet harder te worden voor zichzelf, maar juist milder, en paradoxaal genoeg levert dat betere resultaten op.

Denk aan iets eenvoudigs als tandenpoetsen, want daar hoef

je jezelf niet toe te dwingen, je doet het omdat het logisch is, past in je dag en geen strijd oplevert.

Precies dat is wat we met training willen bereiken, geen heroïek, geen uitputting en geen haat liefde verhouding met sport, maar een ritme dat klopt.

Minder trainen betekent hier niet dat je genoegen neemt met weinig, maar dat je stopt met energie verspillen aan wat niet werkt en bewust kiest voor wat effect heeft.

Je laat los wat uitput zonder iets terug te geven.

Je hebt nu gezien waarom één training per week voldoende kan zijn, waarom spierfalen de prikkel levert die nodig is, waarom herstel belangrijker is dan het schema zelf en waarom motivatie geen startpunt is, maar een gevolg.

In het volgende deel gaan we dieper in op hoe dit systeem technisch werkt, hoe progressieve weerstand eruitziet, hoe je spiermassa opbouwt zonder roofbouw en waarom dit zo'n directe impact heeft op je bloedsuiker en vetverbranding.

Laat dit even bezinken, kijk eerlijk naar je huidige routine en stel jezelf één simpele vraag, wil je blijven vechten tegen jezelf of wil je trainen op een manier die je vanzelf volhoudt.

Realistisch wandelen

Wandelen wordt vaak neergezet als iets eenvoudigs dat iedereen zou moeten kunnen doen, en juist daardoor ontstaan er onrealistische verwachtingen, omdat het idee groeit dat het pas telt wanneer het veel is, snel gaat en zichtbaar indruk maakt, terwijl in de praktijk juist die gedachte ervoor zorgt dat beweging verandert in een verplichting die moeilijk vol te houden is.

Het bekende doel van tienduizend stappen per dag heeft zich diep vastgezet in het denken, alsof gezondheid begint bij een teller die elke avond gehaald moet worden, terwijl veel mensen merken dat dit doel vooral leidt tot plannen, inhalen, compenseren en uiteindelijk frustratie wanneer het leven niet meewerkt.

Minimalisme kijkt hier anders naar, omdat het niet vraagt hoeveel je maximaal kunt doen, maar wat je minimaal kunt doen om het gedrag zonder mentale strijd te blijven herhalen, ook op dagen waarop energie ontbreekt en motivatie laag is.

Een paar keer per week tienduizend stappen klinkt ambitieus, maar voor de meeste mensen betekent het een wisselwerking van fanatiek starten en weer stilvallen, terwijl dagelijks vijfduizend stappen vrijwel altijd in te passen zijn zonder dat het voelt alsof er iets moet worden opgeofferd.

Juist die dagelijkse herhaling maakt het verschil, omdat het lichaam niet reageert op uitschieters, maar op patronen die zich blijven herhalen, waardoor regelmatig bewegen een heel ander signaal afgeeft dan af en toe heel veel doen en daarna weer niets.

Dagelijks wandelen ondersteunt de doorbloeding, verlaagt stress, verbetert de insulinegevoeligheid en helpt het lichaam om glucose beter te verwerken, niet omdat het intens is, maar omdat het consequent gebeurt en het systeem daardoor steeds opnieuw dezelfde rustige prikkel ontvangt.

Dat effect bouwt zich niet op per dag, maar per week, per maand en uiteindelijk per jaar, zonder dat je het hoeft te forceren of voortdurend hoeft te evalueren.

Minimaliseren betekent in dit geval niet dat je genoegen neemt met weinig, maar dat je bewust zoekt naar het laagste niveau van inspanning dat je langdurig kunt volhouden, ook wanneer het druk is, ook wanneer het weer tegenzit en ook wanneer je hoofd ergens anders staat.

Vijfduizend stappen voelt haalbaar en normaal, niet heroïsch, en precies daardoor wordt het gedaan zonder dat het steeds opnieuw motivatie vraagt.

Je hoeft niets te plannen, geen speciale kleding aan en geen moment te reserveren, omdat het wandelen verweven raakt met je dag en daardoor zijn werk kan doen zonder aandacht op te eisen.

Wandelen heeft bovendien een effect dat vaak wordt onderschat, omdat het het zenuwstelsel tot rust brengt, de ademhaling vertraagt en het lichaam uit de voortdurende staat van paraatheid haalt waarin veel mensen met diabetes jarenlang hebben verkeerd.

Die ontspanning is geen bijzaak, maar een essentieel onderdeel van herstel, omdat een lichaam dat onder stress staat geen energie richt op genezing, maar op overleven.

Wanneer wandelen geen taak meer is maar achtergrondgedrag, verandert ook de relatie ermee, want het wordt iets wat je doet omdat het past, niet omdat het moet.

Dat is precies waar minimalisme op mikt, niet maximale inzet, maar minimale drempel, niet uitzonderlijke prestaties, maar normaal gedrag dat zich vanzelf blijft herhalen.

Langetermijnsucces ontstaat zelden door grote acties, maar vrijwel altijd door kleine bewegingen die je niet meer hoeft te overdenken, en wie elke dag een beetje beweegt, bouwt iets op wat niet instort zodra het leven druk wordt.

Daarom vormt dagelijks wandelen binnen deze aanpak geen extra taak bovenop alles wat al moet, maar een fundament dat blijft liggen, juist omdat het eenvoudig is.

Minimalisme in voeding

Veel mensen denken bij verandering direct aan een compleet nieuw voedingsprogramma, een ander dieet of een radicale ommezwaai waarbij alles wat vertrouwd is ineens moet verdwijnen, en precies dat idee zorgt ervoor dat de meeste pogingen vroeg of laat vastlopen, niet omdat mensen niet gemotiveerd zijn, maar omdat het brein verandering ervaart als verlies zodra te veel tegelijk moet worden aangepast.

Minimalisme werkt vanuit een ander uitgangspunt, omdat het niet vraagt om opnieuw beginnen, maar om bijsturen, waardoor verandering niet voelt als strijd maar als verfijning, en juist dat verschil maakt het mogelijk om gedrag vol te houden wanneer de eerstc motivatie wegebt en het gewone leven weer de overhand krijgt.

In plaats van denken in nieuwe schema's, verboden producten of volledig andere eetpatronen, richt minimalisme zich op één overzichtelijke aanpassing, namelijk het verlagen van de vetbelasting binnen maaltijden, zonder dat de maaltijd zelf onherkenbaar wordt of sociaal ingewikkeld aanvoelt.

Je eet nog steeds met je partner of gezin, je zit nog steeds aan dezelfde tafel en je hoeft niets aparts te koken, maar je laat vettoevoegingen stap voor stap weg, geen romige sauzen, geen klodders olie en geen onbewuste extra's die het systeem belasten zonder dat ze verzadiging toevoegen.

Juist omdat de maaltijd herkenbaar blijft, verdwijnt de mentale weerstand, want het brein accepteert verandering wanneer het overzichtelijk blijft en wanneer het niet voelt alsof er iets wordt afgenomen dat belangrijk is voor ontspanning, gezelligheid of routine.

Een volledig nieuw dieet activeert twijfel, uitstel en innerlijke discussie, terwijl een kleine aanpassing nauwelijks alarmbellen laat afgaan, waardoor gedrag kan veranderen zonder dat je er voortdurend mee bezig hoeft te zijn.

Minimalistisch denken haalt bovendien de druk van perfectie weg, omdat het niet draait om alles goed doen, maar om steeds opnieuw hetzelfde eenvoudige principe toepassen, vetarm kiezen waar dat kan, zonder schuldgevoel wanneer het een keer anders loopt.

Dat maakt het gedrag herhaalbaar, ook op drukke dagen, ook tijdens sociale momenten en ook in periodes waarin energie en focus lager zijn, en juist die herhaalbaarheid bepaalt of iets op de lange termijn effect heeft.

Verandering ontstaat namelijk niet door discipline, maar door herhaling, en herhaling lukt alleen wanneer een keuze weinig mentale energie kost.

Daarom wint op de lange termijn niet degene met het strengste plan, maar degene met het eenvoudigste systeem, omdat kleine aanpassingen nauwelijks wilskracht vragen en daardoor vanzelf onderdeel worden van het dagelijks leven.

Wanneer die vetbelasting structureel daalt, ontstaat er ruimte in het lichaam, de cellen worden toegankelijker, de insulinegevoeligheid verbetert en de bloedsuiker reageert rustiger, niet door drastische ingrepen, maar door consequent dezelfde richting te volgen.

Minimalisme betekent daarmee niet dat je minder serieus bent, maar dat je selectiever bent in waar je energie naartoe gaat, omdat je kiest voor wat werkelijk verschil maakt en de rest bewust loslaat.

Geen nieuwe regels, geen ingewikkelde schema's en geen tijdelijke oplossingen, maar één heldere koers die je iedere dag opnieuw kunt toepassen, ook wanneer het leven niet meewerkt.

Dat is de kracht van minimalisme in voeding, niet spectaculair, niet spannend en niet extreem, maar juist daardoor duurzaam, en precies daarom vormt het een vaste pijler binnen mijn IMPACT systeem. Later in dit boek nog veel meer over hoe je dit in de praktijk kunt brengen.

IV

PROGRESSIEVE WEERSTAND

In dit deel zie je waarom spiermassa essentieel is bij diabetes type 2 en hoe krachttraining het lichaam weer gevoelig maakt voor glucose. Je leert waarom één gerichte training per week voldoende kan zijn wanneer de prikkel klopt, wat spierfalen werkelijk betekent en waarom kwaliteit belangrijker is dan frequentie. Niet harder werken, maar slimmer trainen.

Meer kracht, sterke botten en energie

Je hebt inmiddels gezien dat grote veranderingen zelden nodig zijn om merkbaar verschil te maken, juist de gerichte aanpassingen zorgen ervoor dat het systeem begint te bewegen, en in dit hoofdstuk gaan we daarom een laag dieper door te kijken naar iets wat bij diabetes type 2 vaak wordt onderschat maar een doorslaggevende rol speelt in herstel, namelijk spiermassa.

Niet spieren om te tonen en niet spieren als uiterlijk doel, maar spieren als metabole motor die dag en nacht meewerkt aan het verbeteren van je insulinegevoeligheid en die bescherming biedt tegen het chronische energietekort waar veel mensen met diabetes dagelijks mee leven, vaak zonder precies te begrijpen waar dat gevoel vandaan komt.

Spieren zijn niet alleen bedoeld om je te laten bewegen, ze behoren tot de grootste verbruikers van glucose in je lichaam, vooral wanneer je ze regelmatig prikkelt, want actieve spiercellen nemen glucose op zonder dat daar altijd insuline voor nodig is, en dat is geen theorie of belofte maar een biologisch mechanisme dat bij ieder mens aanwezig is, waardoor geldt dat hoe meer spiermassa je hebt, hoe groter die opnamecapaciteit wordt.

Daar zit de kern, want wat veel mensen niet weten is dat

insulineresistentie vaak niet begint in de alvleesklier en ook niet in het vetweefsel, maar in spiercellen die jarenlang zijn overbelast geraakt, gevuld met vet en energie die daar niet thuishoort, waardoor die cellen steeds minder reageren op insuline omdat er simpelweg geen ruimte meer is, de deur blijft dicht, de bloedsuiker stijgt en insulineresistentie uiteindelijk geen probleem blijkt van een tekort aan insuline, maar van een tekort aan opslagruimte.

De oplossing ligt dus niet in nog meer controle, nog minder eten of nog strenger leven, maar in het vergroten van die capaciteit, en dat doe je door spiermassa op te bouwen.

Dat betekent niet dat jij ineens vaker moet trainen, sterker nog dat is nergens voor nodig, nu niet en later niet, want binnen deze aanpak draait het juist om minder frequent trainen waarbij kwaliteit en intensiteit het verschil maken, zonder dat je dagelijks in de sportschool hoeft te staan of elk spiergroepje afzonderlijk hoeft af te werken, maar wel moet leren hoe je je lichaam prikkelt om sterker te worden en hoe je dat veilig en gestructureerd doet.

De basis is eenvoudig, één keer per week een korte maar gerichte krachttraining, geen doelloos bewegen maar bewust trainen tot het punt waarop je spieren echt moeten werken, tot je geen correcte herhaling meer kunt maken, wat we spierfalen noemen, en die ene prikkel doet vaak meer dan mensen verwachten, niet alleen fysiek maar ook mentaal, omdat je voelt dat je lichaam iets heeft gedaan, je vooruitgang merkt en verbetering ziet, wat motiveert op een manier die lichte beweging zelden voor elkaar krijgt.

Die extra spiermassa doet namelijk nog iets belangrijks, ze vergroot je metabole flexibiliteit, wat betekent dat je lichaam beter leert schakelen tussen brandstoffen, waardoor glucose en vet efficiënter worden gebruikt, iets wat essentieel is voor het stabiliseren van de bloedsuiker, niet omdat jij harder werkt maar omdat het systeem weer functioneert zoals het bedoeld is.

Sommige mensen denken dat ze eerst vet moeten verliezen voordat ze mogen beginnen met krachttraining, maar dat is een hardnekkige misvatting, juist krachttraining maakt vetverlies mogelijk omdat je je motor vergroot, de manier verandert waarop energie wordt benut en processen activeert die soms jarenlang hebben stilgestaan.

Spieren werken bovendien altijd door, ze ondersteunen je botten, verlagen het risico op vallen, verhogen je energieniveau en vormen een buffer tegen achteruitgang naarmate je ouder wordt, waardoor trainen met weerstand geen activiteit is voor sporters of fanatiekelingen, maar een basisvaardigheid voor iedereen die zijn gezondheid serieus neemt.

Wie zijn spieren voedt, voedt zijn hele systeem.

Wat progressieve weerstand betekent

Voor veel mensen klinkt progressieve weerstand als iets wat niet voor hen bedoeld is, het roept beelden op van zware gewichten en fanatieke sporters terwijl het daar in de praktijk helemaal niet om draait, want het doel is niet groter worden maar sterker functioneren, niet spierballen opbouwen maar spierfunctie verbeteren, niet jezelf uitputten maar stap voor stap vooruitgang creëren die het lichaam kan volgen.

Progressieve weerstand betekent in de kern niets meer dan dit, je biedt het lichaam telkens een prikkel die net iets zwaarder is dan wat het gewend is, soms door een klein beetje extra gewicht, soms door één herhaling meer, soms door een beweging rustiger en gecontroleerder uit te voeren, en zolang die prikkel nieuw genoeg blijft, krijgt het lichaam een duidelijke boodschap dat aanpassing nodig is, precies het proces dat we willen activeren.

Spieren veranderen namelijk niet door toeval of door beweging op zich, ze reageren op gerichte belasting, niet op willekeurig actief zijn maar op uitdaging die nét buiten het vertrouwde ligt, en daar gaat het vaak mis omdat veel mensen denken dat meer bewegen automatisch leidt tot meer kracht, ze lopen meer, fietsen vaker en streven naar zoveel mogelijk stappen per dag, wat waardevol is voor het hart en voor het hoofd, maar nauwelijks aanleiding geeft voor spieropbouw omdat het lichaam deze belasting al kent en dus geen reden ziet om sterker te worden.

Progressieve weerstand doorbreekt dat patroon doordat het het lichaam confronteert met iets wat het nog niet volledig beheerst, waardoor er meer capaciteit nodig is, en dat signaal vormt de basis van elke vorm van krachttoename.

Een hardnekkige misvatting is dat krachttraining gevaarlijk zou zijn, terwijl in de praktijk vaak het tegenovergestelde waar is, want wandelen of hardlopen met overgewicht of instabiele gewrichten kan juist belastender zijn, terwijl gecontroleerde krachttraining altijd veilig is wanneer die rustig en technisch correct wordt uitgevoerd, waarbij jij het tempo bepaalt, de weerstand kiest en voldoende rust neemt, volledig afgestemd op jouw niveau en situatie, ook wanneer je nog nooit eerder hebt getraind.

Belangrijk is dat progressieve weerstand niet alleen fysiek werkt, maar ook mentaal, omdat elke kleine verbetering telt, een herhaling extra, meer controle, betere stabiliteit, signalen die laten zien dat er iets verandert, en die verandering bouwt vertrouwen op, in je lichaam, in het proces en uiteindelijk in jezelf, wat essentieel is wanneer je lange tijd het gevoel had dat je lichaam je eerder tegenwerkte dan ondersteunde.

Veel mensen denken dat ze eerst klaar moeten zijn voor krachttraining, alsof ze eerst moeten afvallen, fitter moeten worden of ervaring nodig hebben, maar juist dat idee houdt mensen onnodig vast, terwijl krachttraining aan het begin vaak het meeste effect heeft, omdat aanpassing sneller verloopt, herstel vlotter gaat en meteen de juiste richting wordt ingezet. Voor mensen met diabetes type 2 komt daar nog een belangrijk element bij, want elke spiercel die je opbouwt vergroot letterlijk de ruimte om glucose op te nemen, waardoor het lichaam beter leert reguleren, niet door harder te werken maar door slimmer te trainen en het systeem opnieuw te laten doen waarvoor het bedoeld is.

Progressieve weerstand is daarom geen wedstrijd en geen kwestie van doorbijten, maar een gestructureerde manier om het lichaam opnieuw te leren functioneren, het metabolisme wakker te maken en de bloedsuiker te stabiliseren, niet vanuit moeten maar vanuit logica.

Zodra je dit principe begrijpt, verandert je kijk op training, het wordt overzichtelijk, behapbaar en toepasbaar binnen een normaal leven, en in het volgende deel laat ik zien hoe zo'n training er praktisch uitziet, welke bewegingen de meeste impact hebben, wat je nodig hebt om te starten en waarom één sessie per week voldoende kan zijn om echt verschil te maken, zodat je kunt stoppen met twijfelen en kunt beginnen met doen.

Hoe een training met gewichten er uitziet

Wanneer mensen horen dat één training per week voldoende kan zijn, ontstaat vaak twijfel omdat dit idee botst met alles wat ze jarenlang hebben gehoord over meer dagen trainen, meer schema's volgen en vooral meer zweten, terwijl die twijfel in werkelijkheid weinig zegt over effectiviteit en vooral iets blootlegt over verwachtingen, want wanneer je traint volgens de principes die je nu kent, blijkt één sessie per week niet alleen voldoende maar juist doelgericht, overzichtelijk en verrassend krachtig.

Laten we daarom eerst iets helder neerzetten, dit is geen fitnessprogramma vol afleiding, geen circuits, geen ingewikkelde combinaties, geen eindeloze variatie en ook geen spierpijn als doel op zich, en zeker geen leven waarin je vijf dagen per week in de sportschool moet staan, want wat je wél doet is werken met een eenvoudige structuur die precies raakt waar het moet raken, zonder ruis en zonder omwegen.

De focus ligt op grote spiergroepen, op gecontroleerde bewegingen, op het opbouwen van kracht en op volledige aandacht bij elke herhaling, omdat juist daar het verschil wordt gemaakt en niet in hoe druk of spectaculair een training eruitziet.

In de praktijk betekent dit dat je werkt met stabiele oefeningen die het lichaam veilig belasten, zoals de leg press, chest press, lat pulldown, shoulder press en seated row, waarbij machines in het begin bewust de voorkeur krijgen, niet omdat vrije gewichten slecht zouden zijn maar omdat machines stabiliteit bieden en techniek eenvoudiger maken, wat belangrijk is wanneer het doel niet is om indruk te maken maar om resultaat te boeken dat je kunt herhalen en volhouden.

Ook met machines kun je namelijk uitstekend progressie aanbrengen, door iets meer herhalingen te doen, door de beweging rustiger en gecontroleerder uit te voeren of door de weerstand heel geleidelijk te verhogen, waardoor het lichaam telkens net genoeg nieuwe prikkel krijgt om zich aan te passen.

Een training duurt daarbij dertig tot veertig minuten en niet langer, omdat je niet komt om jezelf bezig te houden maar om je lichaam sterker te maken, en dat lukt alleen wanneer je stopt met alles een beetje doen en in plaats daarvan een paar dingen echt goed uitvoert.

Een sessie ziet er dan bijvoorbeeld zo uit, één oefening per spiergroep en één serieuze werkset per oefening, waarbij je die set uitvoert tot het punt waarop een volgende herhaling technisch niet meer mogelijk is, niet omdat het oncomfortabel wordt maar omdat de spier het daadwerkelijk niet meer aankan, met volledige controle en zonder haast, terwijl je tussen de sets bewust rust neemt omdat herstel geen zwakte is maar een onderdeel van progressie.

Meer hoeft het niet te zijn, maar onderschat het niet, want één goed uitgevoerde set tot spierfalen vraagt concentratie, inzet en eerlijkheid naar jezelf, en juist daarom werkt het, omdat het lichaam een helder signaal krijgt dat dit niet de belasting is die het gewend is en dat aanpassing noodzakelijk wordt.

Na de training laat je het lichaam zijn werk doen, spierherstel, opbouw en aanpassing lopen dagenlang door, en precies daar zit de echte winst, want mensen die op deze manier trainen merken vaak iets wat ze niet hadden verwacht, ze krijgen meer energie in plaats van minder, ze slapen beter, hun bloedsuiker wordt stabieler en ze voelen zich sterker, niet alleen fysiek maar ook mentaal.

De mentale weerstand komt meestal later, met vragen als of ze dan niet ook moeten wandelen of meer moeten bewegen, en ja beweging is altijd waardevol, maar wandelen bouwt geen spiermassa op, terwijl spiermassa een van de krachtigste middelen is om insulineresistentie aan te pakken, waardoor krachttraining binnen deze aanpak geen aanvulling is maar de kern vormt.

Twijfel je of dit iets voor jou is, begin dan klein, één oefening, één keer per week, zonder perfectie na te jagen, want je hoeft het niet goed te doen, je hoeft alleen te beginnen, en wanneer je het systeem de ruimte geeft om zijn werk te doen, ontwikkelt de rest zich vanzelf.

In het volgende deel ga ik dieper in op herstel, omdat juist dát onderdeel voor veel mensen het verschil maakt tussen vooruitgang en stilstand, want trainen zet iets in gang, maar herstel maakt het af.

Wanneer meer doen tegen je kan werken

Het voelt logisch om meer te doen wanneer je resultaat wilt, meer trainen, meer bewegen en meer inspanning leveren, maar precies daar gaat het vaak mis, want de grootste reden dat mensen vastlopen is zelden dat ze te weinig doen, maar juist dat ze te veel doen, of beter gezegd, te veel van het verkeerde.

Zodra mensen ontdekken dat krachttraining kan helpen bij hun bloedsuiker, hun gewicht of hun energieniveau, slaan ze vaak door, ze gaan meerdere keren per week trainen, voegen cardio toe, proberen intervaltraining en combineren alles wat ze ergens hebben gehoord, waarna binnen enkele weken hetzelfde patroon ontstaat met vermoeidheid, uitblijvende progressie en toenemende frustratie.

Dat gebeurt niet omdat motivatie ontbreekt, maar omdat het lichaam geen prullenbak is waarin je willekeurig prikkels kunt gooien in de hoop dat er vanzelf iets goeds uitkomt, want het lichaam is een systeem en een systeem reageert niet op chaos, maar op duidelijke en gerichte signalen.

Wanneer je te vaak traint, krijgt het lichaam geen boodschap om zich te verbeteren, maar een signaal om te overleven, het zenuwstelsel blijft actief, stresshormonen blijven verhoogd, herstelprocessen worden uitgesteld en wat er dan gebeurt zie je niet meteen, maar het stapelt zich langzaam op in minder kracht, slechter slapen, meer honger, minder energie en bij mensen met diabetes type 2 vaak ook instabielere bloedsuikerwaarden.

Meer doen voelt productief, maar werkt in de praktijk vaak averechts, juist omdat het lichaam geen tijd krijgt om iets met de prikkel te doen.

Wat wél werkt, is minder doen met een duidelijke bedoeling, want dan train je niet voor calorieverbranding of het gevoel dat je iets hebt gedaan, maar voor aanpassing, je geeft het lichaam één heldere opdracht, word hier sterker in, pas je hierop aan, en daarna laat je het systeem met rust zodat het die opdracht daadwerkelijk kan uitvoeren.

Dat is het verschil tussen bewegen om bezig te zijn en trainen om te veranderen, en precies daarom is er binnen deze aanpak geen ruimte voor impulsieve extra's, geen extra sessies uit schuldgevoel, geen cardio omdat het erbij hoort en geen combinaties omdat iemand ooit zei dat het goed zou zijn, want alles staat in dienst van één doel, het lichaam laten reageren op een minimale maar effectieve prikkel.

Eén training per week, uitgevoerd met volledige aandacht, levert meer op dan drie trainingen zonder focus, niet omdat jij minder aankunt, maar omdat het lichaam tijd nodig heeft om sterker terug te komen dan voorheen.

Je hoeft dus niet te leven als een topsporter met ingewikkelde schema's, urenlange routines of een mix van methodes die elkaar tegenwerken, je hoeft alleen te begrijpen wat je doet en waarom je het doet, zodat elke prikkel een functie krijgt.

Veel mensen doen een beetje van alles omdat ze denken dat het altijd beter is dan niets, terwijl juist dat beetje van alles ervoor zorgt dat er niets wezenlijks verandert, omdat het systeem geen helder signaal ontvangt en alleen maar vermoeid raakt.

Onthoud daarom dit, elke training zonder duidelijke prikkel levert geen vooruitgang op, elke extra training zonder herstel remt je progressie en elke verandering zonder plan zorgt voor verwarring in het lichaam, waardoor consistentie belangrijk blijft, maar gerichte consistentie uiteindelijk doorslaggevend is.

Zeker bij diabetes type 2, waar herstelcapaciteit, hormonale balans en energieregulatie al onder druk staan, heeft het lichaam ruimte nodig om te reageren in plaats van steeds nieuwe druk te verwerken.

Daarom leer je hier werken met een aanpak die rust toelaat, niet als zwakte maar als strategie, omdat rust het moment is waarop het lichaam sterker wordt en herstel geen pauze is maar een actief onderdeel van vooruitgang.

En wanneer je dit begrijpt, wordt ook duidelijk waarom zoveel mensen blijven hangen, zij doen te veel, te vaak en zonder richting, terwijl jij vooruitgaat omdat je het tegenovergestelde doet.

In het volgende en laatste deel van dit hoofdstuk laat ik zien hoe je deze manier van trainen volhoudt, niet voor een paar weken maar structureel, zodat je niet steeds opnieuw hoeft te beginnen maar blijft bouwen aan een lichaam dat meewerkt in plaats van tegenwerkt.

Gedragsverandering vs perfecte voeding

Voeding wordt vaak behandeld alsof het een technisch probleem is dat je kunt oplossen, alsof er ergens één juiste verdeling bestaat die je alleen maar hoeft te vinden om resultaat te krijgen, en dat idee voelt prettig omdat het overzicht geeft en eten iets maakt dat je kunt berekenen in plaats van iets wat je elke dag opnieuw doet, vaak zonder erbij stil te staan.

In werkelijkheid ligt het zelden aan kennis, je weet al lang wat voedzaam is en wat niet, je weet dat groente, fruit, eenvoudige koolhydraten en herkenbare maaltijden je lichaam ondersteunen, en dat sterk bewerkte producten dat meestal niet doen, en toch keren dezelfde patronen terug, ook wanneer je dat allemaal begrijpt.

Dat gebeurt niet omdat je het niet belangrijk vindt, maar omdat eten geen losse handeling is, het zit vast aan vaste tijden, aan ontspanning, aan beloning na een lange dag, aan samen eten en aan vermoeid thuiskomen, en wie voeding probeert te veranderen zonder die context mee te nemen vraagt iets dat in het dagelijks leven steeds opnieuw botst.

Dat zie je overal terug waar verandering plaatsvindt, in sport, in werk en in gedrag, elke nieuwe stap roept weerstand op, niet omdat ze verkeerd is, maar omdat ze afwijkt van wat bekend is, en zelfs wanneer die stap na verloop van tijd normaal begint te voelen, vraagt de praktijk uiteindelijk weer om een nieuwe aanpassing.

Zo werkt progressieve weerstand ook bij voeding.

Zodra voeding perfect moet zijn, verandert de lading, elke maaltijd wordt een moment waarop je het goed of fout kunt doen, elke afwijking voelt zwaar, volhouden voelt als controle en loslaten als falen, en precies dat maakt gedrag kwetsbaar omdat er te veel betekenis op wordt gelegd.

Een andere benadering begint daarom niet bij het ideale plan, maar bij wat herhaald kan worden, niet wat theoretisch klopt, maar wat blijft staan wanneer je moe bent, wanneer de dag anders loopt dan gepland en wanneer je hoofd vol zit, want op die momenten wordt zichtbaar of iets echt onderdeel is geworden van je leven.

Veel diëten lopen vast omdat ze te veel tegelijk vragen, andere producten, andere tijden, andere regels en andere beperkingen, elk onderdeel lijkt logisch, maar samen vragen ze voortdurend aandacht, en eten wordt iets waar je steeds over moet nadenken.

Dat nadenken kost energie, en wanneer die energie opraakt neemt automatisme het over, niet omdat je iets verkeerd doet, maar omdat het brein altijd kiest voor wat het minste moeite kost, en dat is geen gebrek aan discipline, maar een voorspelbare reactie.

Daarom werkt het beter om voeding op te bouwen zoals je kracht opbouwt, niet in grote sprongen maar stap voor stap, eerst een basis die klopt en pas daarna nuance, eerst kijken naar structuur voordat details belangrijk worden, precies zoals je in training eerst leert dragen voordat je zwaarder gaat.

Dat kan betekenen dat je niet begint met tellen of schrappen, maar met vaste momenten, met maaltijden die je herkent en met producten die vullen zonder voortdurend te prikkelen, niet omdat het perfect is, maar omdat het hanteerbaar blijft.

Wanneer die structuur ontstaat, wordt het stiller in je hoofd, je hoeft minder te beslissen, je lichaam weet wat het kan verwachten, en dat maakt het makkelijker om dezelfde keuzes te blijven maken, ook wanneer de dag tegenzit.

Trek verdwijnt daarbij niet, ze verandert, soms komt ze voort uit gewoonte, soms uit spanning en soms uit vermoeidheid, en dat zijn geen fouten, maar signalen die iets vertellen over hoe de dag is verlopen en hoeveel belasting er is geweest.

Progressieve weerstand betekent hier niet dat je die signalen wegdrukt, maar dat je ze herkent voordat ze automatisch worden gevolgd, en dat vraagt geen perfectie maar herhaling, want juist door herhaling ontstaat aanpassing.

Veel vrouwen denken dat ze eerst volledige grip moeten hebben voordat het rustiger kan worden, terwijl het in de praktijk andersom werkt, rust ontstaat wanneer voeding minder beladen raakt en eten geen test meer is, maar iets wat je doet binnen een vast kader.

Op dat moment wordt consistentie mogelijk, niet omdat alles strak staat, maar omdat het niet steeds opnieuw bevochten hoeft te worden, het lichaam krijgt de tijd om te wennen aan andere hoeveelheden, andere samenstellingen en andere signalen van verzadiging.

Die overgang voelt soms onwennig, niet omdat het verkeerd gaat, maar omdat het systeem zich opnieuw instelt, en dat vraagt tijd, niet als vertraging maar als onderdeel van het wennen.

Net als bij training en werk vraagt ook voeding na verloop

van tijd opnieuw om bijstelling, wat eerst voldoende was, wordt op een gegeven moment de nieuwe basis, en van daaruit ontstaat ruimte voor de volgende kleine stap.

Wanneer je dat begint te zien, stop je met zoeken naar het juiste dieet en begin je te kijken naar wat je dagelijks doet, vertrouwen groeit dan niet door grote ingrepen, maar door kleine keuzes die blijven terugkomen.

Voeding wordt zo geen strijd, maar een plek waar verantwoordelijkheid langzaam vorm krijgt, zonder druk en zonder bewijsdrang, precies zoals duurzame verandering bedoeld is.

Verandering kondigt zich zelden luid aan

Je wordt niet wakker met het gevoel dat alles nu anders is, er is geen scherpe lijn tussen toen en nu en geen duidelijk moment waarop je kunt zeggen hier begon het, wat er wél gebeurt is subtieler en juist daardoor niet te negeren, er ontstaat langzaam een verschuiving die niet zichtbaar is in cijfers of schema's maar voelbaar wordt in hoe je reageert op situaties die eerder zwaar aanvoelden en nu minder grip op je lijken te hebben.

Wat eerst veel mentale ruimte vroeg, kost minder moeite, keuzes waar je eerder over bleef hangen worden sneller gemaakt, niet omdat je strenger bent geworden of jezelf harder toespreekt, maar omdat het gedrag vertrouwd is geraakt en niet meer telkens opnieuw hoeft te worden afgewogen, en precies daar begint draagkracht te groeien zonder dat je het bewust probeert af te dwingen.

Je merkt die groei niet aan tempo of intensiteit, maar aan stabiliteit, aan hoe je rustiger blijft wanneer het leven druk wordt, aan hoe vanzelfsprekend je terugkeert naar je basis wanneer iets afwijkt, zonder paniek en zonder de neiging om alles meteen te corrigeren of opnieuw te beginnen.

Mensen denken dat vooruitgang zichtbaar wordt in motivatie, alsof het makkelijker wordt omdat de wil sterker is geworden, terwijl in de praktijk iets anders gebeurt, het wordt makkelijker omdat het gedrag minder energie vraagt, omdat wat eerst aandacht en controle nodig had nu onderdeel is geworden van je dag en niet meer voortdurend bewaakt hoeft te worden.

Wat eerst bewust moest, gebeurt nu zonder veel nadenken, niet omdat je onverschillig bent geworden maar omdat herhaling binnen een systeem dat je kunt dragen zijn werk heeft gedaan, je lichaam en je hoofd weten wat er wordt verwacht en hoeven niet meer op scherp te staan, wat ruimte geeft en spanning wegneemt.

Die ruimte verandert ook hoe je omgaat met dagen waarop het niet loopt zoals gepland, een afwijking voelt minder groot, een andere keuze leidt niet meteen tot twijfel of zelfkritiek, niet omdat het onbelangrijk is maar omdat je weet dat je kunt bijsturen en dat één moment geen oordeel velt over het geheel.

Dat vertrouwen is essentieel, het voorkomt dat kleine momenten uitgroeien tot stoppen, het maakt gedrag veerkrachtig en beweeglijk, waardoor waar één misstap vroeger kon voelen als bewijs dat het toch niet lukt, nu een ander besef ontstaat, één moment zegt niets over de richting, je bent niet terug bij af, je bent onderweg.

Dat is misschien wel de grootste winst van progressieve weerstand, niet wat je ziet in de spiegel maar hoe je het proces ervaart, omdat wanneer draagkracht groeit ook de manier verandert waarop je naar jezelf kijkt, je ziet jezelf niet langer als iemand die steeds opnieuw moet beginnen maar als iemand die leert omgaan met beweging en tegenslag zonder zichzelf kwijt te raken.

Dat geeft ruimte, niet om alles los te laten maar om menselijk te blijven, verantwoordelijkheid voelt niet meer zwaar of beladen, het is geen last die je draagt maar iets wat logisch wordt, je zorgt voor jezelf omdat het klopt binnen je leven, niet omdat het moet of omdat je iets moet bewijzen.

Progressieve weerstand bouwt geen perfect gedrag maar betrouwbaar gedrag, gedrag dat blijft bestaan wanneer motivatie lager is en dagen voller zijn, en juist dat maakt verandering duurzaam, omdat echte groei zelden spectaculair oogt en niet komt met grote doorbraken maar met kleine verschuivingen die zich langzaam opstapelen.

Wat je vandaag kunt dragen voelt misschien bescheiden, maar wanneer het systeem stabiel blijft groeit dat vermogen vanzelf, niet door te forceren maar door te blijven bewegen binnen wat haalbaar is, en de kern van dit deel is eenvoudig, je hoeft jezelf niet opnieuw uit te vinden om te veranderen, je hoeft alleen te leren wat je kunt dragen en dat stap voor stap uit te breiden.

langetermijnstrategie = blijvende verandering

Als je bij één training per week nog steeds denkt dat dit te weinig is, dan kijk je hier waarschijnlijk door de bril van alles wat je ooit over fitness hebt gehoord, wat logisch is, maar je niet verder helpt, omdat deze aanpak niet is gebouwd op sportschoolregels, hypes of trends, maar op de manier waarop jouw lichaam daadwerkelijk functioneert.

Je lichaam wil geen dagelijkse strijd, het wil een duidelijke prikkel gevolgd door voldoende hersteltijd en voeding die ondersteunt in plaats van uitput, en zodra je dat principe begrijpt verschuift je perspectief, want meer doen is lang niet altijd een teken van toewijding, maar vaak een teken van onzekerheid, iets wat mensen doen wanneer ze niet precies weten wat werkt en daarom hopen dat extra inspanning het verschil zal maken.

Progressieve weerstand is in de kern eenvoudig, je vraagt je lichaam telkens net iets meer dan het gewend is, niet zoveel dat het systeem vastloopt en niet zo weinig dat er niets verandert, maar precies genoeg om een aanpassing af te dwingen, en dat kun je alleen goed doseren wanneer je bereid bent te kijken naar wat er daadwerkelijk gebeurt, in plaats van blind een schema te volgen.

Die signalen zijn helder wanneer je ze leert herkennen, je wordt sterker, je herstelt sneller, je slaapt dieper, je hebt meer energie en je bloedsuikers worden stabieler, wat geen details of bijvangst zijn, maar de echte meetpunten, want wanneer deze verbeteren weet je dat je goed zit, en wanneer ze uitblijven is dat geen reden om harder te werken, maar juist om terug te schakelen, omdat je dan te vaak, te ongericht of zonder voldoende herstel traint.

Deze aanpak lijkt sterk op het bouwen van iets dat moet blijven staan, zoals een bedrijf of een fundament, waarbij je niet continu groeit maar investeert, consolideert en pas daarna uitbreidt, want zonder structuur stort alles vroeg of laat in, en het lichaam volgt exact dezelfde logica.

Daarom is de trainingsvorm die je hier leert bewust gekozen, ze is meetbaar omdat je objectief ziet of je sterker wordt, schaalbaar omdat je kunt opbouwen zonder jezelf te forceren en herhaalbaar omdat ze geen mentale uitputting veroorzaakt en geen constante strijd vraagt, waardoor ze geschikt is voor de lange termijn.

Je leert hier dus niet trainen zoals het hoort volgens de buitenwereld, maar trainen op een manier die jouw lichaam begrijpt en accepteert, en dat verschil is cruciaal, want op het moment dat je lichaam meewerkt verandert alles.

Dan gebeurt er iets interessants, je hoeft jezelf niet meer te motiveren omdat je bewijs hebt, je ziet vooruitgang, je voelt verschil in energie en herstel en je vertrouwt het proces, waardoor motivatie ontstaat als gevolg van actie en resultaat, niet als voorwaarde daarvoor.

Mensen die jarenlang niets met krachttraining deden, zien met deze aanpak hun lichaam veranderen, niet omdat ze fanatieker worden of zichzelf uitputten met volume, maar omdat ze eindelijk de juiste prikkel geven in de juiste dosis op het juiste moment, wat geen toeval is maar systeemdenken.

Progressieve weerstand betekent weten wanneer je duwt en wanneer je wacht, wanneer je het lichaam uitdaagt en wanneer je het laat herstellen, en dat leer je hier niet door schema's te kopiëren maar door opnieuw te leren luisteren naar wat je lichaam teruggeeft.

Uiteindelijk draait het niet om hoeveel gewicht je verplaatst, maar om hoeveel controle je terugkrijgt over je lijf, je gezondheid en je vooruitgang, waarbij elke kleine toename in kracht een signaal is dat het systeem zich aanpast en dat je op de juiste weg zit.

Die bevestiging komt niet uit een dieet en niet uit eindeloze cardio, maar ontstaat wanneer je je biologie laat werken in jouw voordeel.

In het volgende deel, Adaptie, zie je waarom die aanpassing alleen plaatsvindt wanneer de voorwaarden kloppen, omdat training de prikkel is, maar slaap, herstel en stress bepalen of het lichaam daar iets mee doet of het negeert.

Hier begint het echte langetermijnwerk, zonder geheimen of trucs, maar met biologie die helder en consequent wordt toegepast.

V

ADAPTIE

Hier draait het om herstel. Je leert waarom vooruitgang niet ontstaat tijdens training, maar erna, en waarom slaap, stress en energie bepalen of je lichaam zich aanpast of vasthoudt. Dit deel laat zien waarom veel mensen vastlopen ondanks inzet en hoe je voorwaarden creëert waarin je lichaam wél bereid is te veranderen

Aanpassing is overleven

Je lichaam is niet je vijand en het werkt ook niet tegen je, het doet wat het altijd heeft gedaan, namelijk overleven, en dat overleven verloopt via aanpassing, alleen ontstaat die aanpassing niet vanzelf, je moet haar activeren en je moet haar vervolgens ook de ruimte geven om werkelijk plaats te vinden.

Je hebt eerder gelezen dat spiergroei en verbetering van je stofwisseling alleen ontstaan wanneer je het lichaam prikkelt, waarbij progressieve belasting iets in gang zet, maar hier ligt het beslissende punt, want zonder aanpassing gebeurt er uiteindelijk niets met die prikkel, dan train je, dan eet je bewust, dan zet je door en toch blijft het resultaat uit, wat geen gebrek aan discipline is, maar een gebrek aan adaptie.

De meeste mensen die vastlopen doen juist veel, ze volgen regels, houden zich aan schema's en proberen consequent te zijn, en juist daarom is de frustratie zo groot wanneer het lichaam niet meewerkt, terwijl de fout zelden in inzet zit en bijna altijd in het idee dat het lichaam onbeperkt kan blijven aanpassen zonder pauze.

Dat kan het niet.

Aanpassing vraagt ruimte, rust, herstel en flexibiliteit, en pas onder die voorwaarden ontstaan nieuwe structuren zoals sterkere spieren, betere insulinegevoeligheid en stabielere energie, terwijl je zonder die basis hetzelfde patroon blijft herhalen, veel doen en weinig veranderen.

Een veelgemaakte misvatting is dat je tekorten kunt compenseren met extra inzet, slecht geslapen betekent strakker eten, veel stress betekent harder trainen, maar zo werkt het lichaam niet, het beschikt over een beperkte hoeveelheid energie die verdeeld moet worden over alle processen die tegelijk lopen, en wanneer je hard traint terwijl je slecht slaapt en langdurige stress ervaart, gaat die energie niet naar aanpassing maar naar overleven. Je kunt het vergelijken met een emmer die je steeds blijft vullen met goede voeding, training en intentie, terwijl diezelfde emmer ondertussen leegloopt door slaaptekort, aanhoudende stress, mentale uitputting en het ontbreken van echte pauze, en zolang die lekken niet worden gedicht verandert de inhoud niet.

Aanpassing vraagt dus niet om meer, maar om beter, gerichter en rustiger, wat voor veel mensen ongemakkelijk voelt alsof ze terugschakelen of minder serieus worden, terwijl ze in werkelijkheid iets anders doen, namelijk afstemmen op hoe het systeem daadwerkelijk werkt.

Een klant verwoordde het ooit treffend toen hij zei dat hij was gestopt met zijn lichaam voor te zijn en nu met zijn lichaam meebewoog, en precies daar zit de kern, niet forceren en niet doorduwen, maar luisteren naar wat het systeem nodig heeft om te kunnen reageren.

Aanpassing is geen zwakte, het is strategie.

Wanneer je het lichaam die ruimte geeft, gebeurt er iets opmerkelijks, vooruitgang voelt niet langer als strijd maar wordt logisch, je merkt dat je beter herstelt, dieper slaapt, stabielere energie hebt en dat training daadwerkelijk effect krijgt, en juist omdat het systeem meewerkt ontstaat iets wat veel mensen lang kwijt waren, vertrouwen.

In de komende delen gaan we dieper in op de factoren die adaptie mogelijk maken, zoals herstel, slaap, stressregulatie en metabole flexibiliteit, maar ook een paar minder voor de hand liggende elementen die vaak over het hoofd worden gezien, zodat je leert hoe je kunt bijsturen zonder alles om te gooien en hoe je herkent dat je lichaam zich aanpast nog voordat motivatie begint te wankelen. Zonder aanpassing is er geen vooruitgang, maar met de juiste aanpassing wordt vooruitgang ineens haalbaar en blijvend.

We beginnen bij de basis, herstel, want zonder herstel heeft geen enkele prikkel zin.

De rol van slaap in je herstel

Slaap wordt structureel onderschat, zeker door mensen met een druk leven, vijf uur moet genoeg zijn, het hoofd blijft aanstaan, morgen weer vroeg eruit, het klinkt bekend, maar hier moet ik helder zijn, zonder slaap geen herstel en zonder herstel geen aanpassing.

Je wordt niet sterker tijdens een training, je breekt het lichaam juist tijdelijk af, spiervezels raken beschadigd, het zenuwstelsel wordt geprikkeld, de hormoonbalans verschuift en de insulinegevoeligheid verandert, precies dat willen we bereiken, maar het herstel van al die processen gebeurt niet in de gym, het gebeurt wanneer je slaapt, en daarin speelt slaap de hoofdrol, niet voeding, niet supplementen en niet discipline, maar slaap.

Tijdens diepe slaap schakelt het zenuwstelsel terug, ontstekingsprocessen worden geremd en het lichaam maakt groeihormoon aan, een hormoon dat cruciaal is voor spierherstel, vetverbranding en het stabiel houden van je bloedsuiker, wie slecht slaapt ondermijnt dus direct het effect van training en voeding, en dat is geen mening maar fysiologie.

Mensen met diabetes type 2 slapen gemiddeld slechter dan mensen zonder, niet omdat ze dat willen, maar omdat het systeem al onder druk staat, de bloedsuiker schommelt vaker in de nacht, de nieren werken harder en stresshormonen blijven verhoogd, waardoor de slaapkwaliteit verstoord raakt, zelfs wanneer je voldoende uren in bed ligt, want acht uur slapen is iets anders dan acht uur herstellen.

Daarom begint verbetering bij eerlijk kijken naar je routine, ga je daadwerkelijk op tijd naar bed of blijf je hangen op je telefoon, gebruik je cafeïne laat op de dag, drink je alcohol in de avond en noem je dat ontspanning, terwijl kleine aanpassingen hier vaak meer opleveren dan een extra training, want één uur extra slaap heeft meer effect dan een uur extra inspanning.

Regelmaat speelt daarin een grote rol, het lichaam houdt van voorspelbaarheid, zoveel mogelijk op dezelfde tijd naar bed gaan en op dezelfde tijd opstaan, ook in het weekend, klinkt misschien saai, maar het herstelt je biologische klok, en een stabiele klok betekent een stabieler systeem, inclusief je bloedsuiker.

Voor mensen die denken dat ze dit niet nodig hebben omdat ze prima functioneren, is er één eerlijke vraag, functioneer je echt optimaal of ben je simpelweg gewend geraakt aan een lagere standaard van energie en focus, want veel mensen beseffen pas hoe slecht ze sliepen wanneer ze eindelijk goed slapen, tot die tijd voelt moe zijn normaal.

Slaaptekort heeft bovendien een effect dat vaak wordt onderschat, het verhoogt de eetlust, vooral de trek in vet, zout en snelle suikers, niet omdat je zwak bent, maar omdat een vermoeid brein vraagt om snelle energie, waardoor zelfbeheersing afneemt en voedingskeuzes, herstel en motivatie tegelijk onder druk komen te staan.

Daarom hoort slaap bij adaptie, niet als luxe maar als fundament, je kunt het beste voedingsplan volgen en je training perfect uitvoeren, maar zolang je slaap ondermaats blijft, loop je achter de feiten aan omdat het lichaam simpelweg niet de kans krijgt om te reageren op de prikkels die je aanbiedt.

Veel mensen die starten met deze aanpak zeggen dat ze geen tijd hebben om meer te slapen, maar een paar weken later zien ze het verschil, herstel versnelt, gewicht daalt, energie keert terug en de stemming verbetert, niet door magie maar door biologie.

Dit hoofdstuk vraagt om verantwoordelijkheid, niet om perfectie, kijk eerlijk naar je avonden, naar je routines en naar de keuzes die je maakt wanneer niemand kijkt, leg je telefoon eerder weg, creëer rust en bouw een vast ritme op.

Je traint niet alleen met gewichten, je traint ook met gedrag, en slaap is een van de krachtigste keuzes die je daarin kunt maken.

In het volgende deel kijken we naar een andere onderschatte factor die adaptie kan blokkeren, stress, want zelfs met voldoende slaap kan een overbelast systeem vastlopen, en precies dat gaan we verder ontrafelen.

Stress en je gezondheid

Je eet bewust, je traint gericht en je slaapt beter dan voorheen, en toch voelt het alsof je lichaam niet echt doortrekt, alsof je blijft hangen in een lagere versnelling, en dat is geen toeval, want in veel gevallen is stress de factor die alles afremt.

Stress is geen vaag gevoel en ook geen modewoord, het is een fysiologisch mechanisme dat diep ingrijpt in hoe je lichaam functioneert, het beïnvloedt hoe je energie gebruikt, hoe je vet opslaat, hoe je spieren herstellen en hoe je bloedsuiker zich gedraagt, en juist bij diabetes type 2 speelt dat een grotere rol dan veel mensen beseffen.

Wanneer je langdurig onder druk staat schakelt het lichaam over op overleven, of die druk nu fysiek is, emotioneel of mentaal, het resultaat blijft hetzelfde, het stresshormoon cortisol stijgt, op korte termijn is dat functioneel omdat het je alert houdt en tijdelijk de bloedsuiker verhoogt zodat er snel energie beschikbaar is, maar wanneer die toestand aanhoudt raakt het systeem ontregeld.

Chronisch verhoogd cortisol werkt insuline tegen, de bloedsuiker blijft langer hoog, vetverbranding wordt afgeremd en spierherstel vertraagt, terwijl tegelijkertijd de eetlust toeneemt, vooral de drang naar calorierijke voeding, niet omdat je zwak bent, maar omdat het lichaam denkt dat het in gevaar is en energie wil veiligstellen. Dat maakt stress zo verraderlijk, want je kunt alles ogenschijnlijk goed doen en toch geen vooruitgang zien, niet omdat je tekortschiet, maar omdat het lichaam geen ruimte krijgt om te herstellen en zich aan te passen.

Veel mensen onderschatten dit omdat stress voelt als iets wat erbij hoort, werkdruk, relatiegedoe, financiële zorgen, altijd aan staan, zelfs perfectionisme binnen je leefstijl kan een stressbron worden, en ironisch genoeg geldt dat ook voor overtraining, waardoor al die losse factoren samen één constante belasting vormen waar het lichaam niet meer van bijkomt.

Je lichaam maakt daarbij geen onderscheid tussen soorten stress, het reageert op alles alsof er gevaar dreigt, en zolang dat signaal blijft bestaan kiest het systeem niet voor herstel maar voor behoud, wat betekent vasthouden aan vet, aan energie en aan oude patronen.

Daarom is omgaan met stress geen luxe maar strategie.

Dat begint bij erkennen dat jij invloed hebt, niet op alles wat er gebeurt, maar wel op hoe je lichaam ermee omgaat, door rustmomenten in te bouwen voordat je leeg bent, door stressoren te herkennen en te benoemen in plaats van ze weg te drukken, en door ademhaling te gebruiken als schakel, want langzaam en diep ademen geeft het zenuwstelsel letterlijk het signaal dat het veilig is om terug te schakelen.

En misschien is het lastigste onderdeel wel accepteren dat jij zelf de drempel bent, niet je werk en niet je omgeving, maar jij bepaalt hoe hoog de druk oploopt voordat je ingrijpt, wat geen radicale veranderingen vraagt maar eerlijkheid, stoppen met doen alsof het nu eenmaal zo is.

Ik zie dit keer op keer in de praktijk, zodra mensen hun stress serieus nemen verandert er iets, ze slapen beter, herstellen sneller, hun energie wordt stabieler en vaak volgt de rest vanzelf, gewicht komt weer in beweging en bloedsuikers worden rustiger, niet omdat ze harder werken maar omdat ze het systeem ontlasten.

Stress hoeft niet volledig te verdwijnen, dat is onrealistisch, maar de manier waarop jij ermee omgaat moet veranderen, want elke stressbron die je negeert is een lek in je systeem, en zolang die lekken open blijven, loopt vooruitgang weg.

In het volgende deel kijken we hoe het lichaam keuzes maakt in herstel, waarom het soms wel reageert en soms niet, en waarom herstelcapaciteit uiteindelijk bepaalt of jouw inspanning leidt tot frustratie of tot echte verandering, want op dat punt komt alles samen.

Herstel, je lijf beslist

Veel mensen denken dat vooruitgang ontstaat tijdens het trainen of door perfect te eten, terwijl het echte werk juist plaatsvindt ervoor en erna, in die fase die bijna iedereen onderschat en die we herstel noemen.

Herstel is geen pauze en ook geen leeg moment, maar een actief biologisch proces waarin je lichaam voortdurend keuzes maakt over wat wordt gerepareerd, wat wordt opgebouwd en wat voorlopig mag wachten, en die keuzes zijn allesbehalve willekeurig, want je lijf kijkt naar prikkels, naar noodzaak en naar hoeveel energie er daadwerkelijk beschikbaar is.

Wanneer die herstelcapaciteit te laag is schakelt het systeem automatisch over op behoud, onderhoud in plaats van verbetering, geen spieropbouw, geen vetverlies en geen vooruitgang in insulinegevoeligheid, niet omdat je iets fout doet, maar omdat je lichaam prioriteiten stelt die gericht zijn op overleven.

Veel mensen trainen serieus, eten redelijk en slapen matig, en blijven toch hangen, wat frustrerend voelt, maar dit is geen pech en geen gebrek aan inzet, het is herstel dat achterblijft, en dat los je niet op met strakkere schema's, extra supplementen of nog meer discipline, maar alleen door omstandigheden te creëren waarin herstel überhaupt kan plaatsvinden.

Je lichaam moet begrijpen dat het veilig is om te investeren.

Herstel rust op drie pijlers die voortdurend met elkaar samenwerken.

De eerste pijler is slaapkwaliteit, niet alleen het aantal uren dat je in bed ligt, maar de diepte van je slaap, want zonder voldoende diepe slaap daalt de aanmaak van groeihormoon, vertraagt spierherstel en blijft cortisol verhoogd, waarbij zelfs één slechte nacht al meetbaar invloed heeft op je bloedsuiker de volgende dag, ook al voel je dat zelf niet direct.

De tweede pijler is energie, want herstel kost brandstof, en zonder voldoende koolhydraten en calorieën herstelt het lichaam niets maar spaart het energie, wat betekent geen spieropbouw en geen adaptie, iets wat vaak misgaat bij mensen die structureel te weinig eten en toch vooruitgang verwachten.

De derde pijler is het zenuwstelsel, omdat chronische stress het lichaam in een voortdurende actiestand houdt waarin het sympathisch zenuwstelsel dominant blijft, wat nuttig is bij gevaar maar funest voor herstel, aangezien het lichaam in die toestand niets opbouwt maar juist vasthoudt, aan vet, aan spanning en aan oude patronen.

Daarom kijken we binnen dit stappenplan niet alleen naar training en voeding, maar juist naar wat ertussen gebeurt, want precies in dat tussenstuk vindt de daadwerkelijke verandering plaats.

Stel dat je op zondag intensief traint, goed eet en die nacht zes uur slaapt, waarna een drukke werkweek begint, je je redelijk voelt en denkt dat alles wel loopt, terwijl je lichaam in werkelijkheid meer tijd nodig heeft, omdat de fase waarin je sterker terugkomt vaak pas tussen 48 en 72 uur later plaatsvindt, en wanneer je in die periode slecht slaapt, maaltijden overslaat of constant onder spanning staat, wordt dat herstel simpelweg onderbroken.

Het lijkt op een verbouwing waarbij het sloopwerk wel gebeurt, maar de materialen niet worden geleverd en niemand de rust krijgt om verder te bouwen, waardoor alles halverwege blijft steken.

Je wilt dat je lichaam één duidelijke boodschap ontvangt, namelijk dat dit belangrijk is, dat het veilig is en dat het sterker mag worden, en dat vraagt geen extremen maar afstemming, slim trainen, goed slapen, voldoende eten en bewust ruimte maken voor herstel.

Niet als luxe, maar als strategie.

In het volgende deel gaan we kijken naar hoe het lichaam zelf prioriteiten stelt, want je kunt dat proces niet volledig sturen, maar je kunt het wel beïnvloeden, en precies daar ligt jouw speelruimte wanneer je blijvend wilt veranderen.

Je lichaam volgt vaste principes

Je kunt trainen tot je erbij neervalt, gezond eten, supplementen slikken en schema's volgen, maar zolang je lichaam daar geen voordeel in ziet, gebeurt er niets, hoe hard dat ook klinkt, want je systeem werkt biologisch efficiënt en is niet bezig met jouw doelen, maar met overleven.

Je lichaam maakt voortdurend keuzes over wat energie krijgt, wat wordt hersteld, wat wordt opgebouwd en wat voorlopig wordt uitgesteld, en die keuzes zijn niet gebaseerd op intenties of motivatie, maar op signalen die jij dag in dag uit afgeeft met je gedrag.

Wil je vet verliezen terwijl je lichaam stress waarneemt of een tekort aan energie ervaart, dan kiest het automatisch voor behoud, en wil je spiermassa opbouwen terwijl je slecht slaapt of structureel te weinig eet, dan kiest je lijf niet voor groei maar voor reparatie of zelfs afbraak, niet omdat het je tegenwerkt, maar omdat het logisch reageert op de omstandigheden.

Dat inzicht is cruciaal, want jij stuurt niet direct, je beïnvloedt, en het verschil tussen die twee bepaalt of er vooruitgang ontstaat of stilstand.

Een voorbeeld uit de praktijk maakt dat duidelijk, iemand start fanatiek met krachttraining, eet minder om sneller resultaat te zien en slaapt net iets korter omdat de dagen vol zitten, waarna na een paar weken zijn kracht afneemt in plaats van toeneemt en frustratie ontstaat, met de gedachte dat hij toch alles goed doet, terwijl het antwoord eenvoudig is, het lichaam kreeg geen reden om zich aan te passen, maar juist signalen om te bezuinigen.

Je lichaam volgt vaste principes, bij onvoldoende brandstof schakelt het over op energiebesparing waardoor spieropbouw en vetverlies verdwijnen, bij aanhoudende stress stijgt cortisol wat de insulinegevoeligheid ondermijnt en herstel afremt, bij slaaptekort daalt verzadiging en neemt de drang tot vetopslag toe, en bij overbelasting zonder herstel kiest het systeem voor compensatie in plaats van vooruitgang.

Dat kun je niet corrigeren met discipline en niet afdwingen met wilskracht, je kunt het alleen beïnvloeden door omstandigheden te creëren waarin het lichaam ruimte ziet voor verandering.

Daarom werkt dit stappenplan niet met extreme regels of rigide beperkingen, want het doel is niet om je lichaam te forceren, maar om het uit te nodigen, door voorwaarden te scheppen waarin loslaten, opbouwen en herstellen logisch worden.

Wil je dat je lijf vet loslaat, dan moet het ervaren dat er geen dreiging is, dat energie beschikbaar is en dat rust aanwezig blijft, en wil je dat het spiermassa opbouwt, dan moet het zien dat herstel mogelijk is, dat slaap op orde is en dat stress niet de boventoon voert, want vraag je om aanpassing terwijl je leefstijl tekort, haast en onzekerheid uitstraalt, dan is het antwoord voorspelbaar en zegt het lichaam nee.

Die nee voelt als stilstand, frustratie of terugval, maar is in werkelijkheid een rationele beslissing van een systeem dat precies doet waarvoor het is ontworpen.

Daarom komt motivatie nooit vooraf, maar volgt zij op bewijs, je begint niet omdat je je goed voelt, je voelt je goed omdat je begint en volhoudt, en naarmate je consequent dezelfde signalen afgeeft, bouwt het lichaam vertrouwen op en kiest het pas dan voor verandering. Dat merk je aan subtiele signalen, je energie wordt gelijkmatiger, je eetlust rustiger, je slaap dieper en je gewicht verandert langzaam maar stabiel, terwijl je bloedsuikers verbeteren zonder extra inspanning, wat allemaal tekenen zijn dat je lichaam meewerkt.

Niet omdat je harder bent gaan werken, maar omdat je slimmer bent gaan leven.

Het omslagpunt, waar alles samenvalt

Je herkent het moment meteen, je staat op en merkt dat je lichaam anders reageert, lichter en rustiger, je bloedsuiker is stabieler, je loopt de trap op zonder zuchten, je hebt trek maar geen drang, en wanneer je in de spiegel kijkt ontstaat er geen oordeel maar een stille gedachte dat dit klopt.

Dat moment ontstaat niet vanzelf en het is geen kwestie van geluk of timing, het is het resultaat van weken en soms maanden waarin je consequent hetzelfde hebt gedaan zonder directe beloning, en juist daarom is dit het echte kantelpunt, niet omdat je ineens iets nieuws doet, maar omdat je systeem zich heeft aangepast aan wat jij het al die tijd hebt laten zien.

Die verandering is niet alleen fysiek maar ook mentaal, want je ziet dat je keuzes effect hebben, dat gedrag zich vertaalt naar resultaat, en dat geeft vertrouwen, geen hype, geen toeval, maar logica die eindelijk begint te werken.

Op dit punt verschijnen duidelijke signalen die je niet hoeft te zoeken maar vanzelf opmerkt, je bloedsuikers worden rustiger met minder pieken en dalen zelfs wanneer een maaltijd iets ruimer uitvalt, je spieren reageren sneller op training en herstellen vlotter waardoor kracht weer voelbaar wordt, je lichaam vraagt om beweging zonder dat je jezelf hoeft te forceren, je trek verandert met minder behoefte aan vet en bewerkt eten niet door discipline maar door andere interne signalen, en je denkt minder aan eten omdat honger en verzadiging betrouwbaarder worden.

Dit is het moment waarop het systeem zichzelf begint te dragen, motivatie is geen voorwaarde meer maar een gevolg, niet omdat jij plots sterker bent geworden, maar omdat gedrag, omgeving en fysiologie nu op één lijn liggen.

Belangrijk om te begrijpen is dat dit punt bij iedereen op een ander moment komt, bij sommigen na zes weken, bij anderen pas na drie maanden, maar het gevoel is universeel, de strijd valt weg en wat overblijft is rust, flow en vertrouwen, en precies daar begint duurzame verandering.

Juist hier gaat het vaak mis, omdat veel mensen denken dat ze er zijn, dat het nu wel vanzelf gaat, waarna het oude patroon langzaam terugsluipt, iets later naar bed, wat vaker gemakseten, een training overslaan omdat het wel kan, niet bewust maar geleidelijk, totdat het systeem opnieuw begint te schuiven.

Daarom is dit omslagpunt geen eindpunt maar het begin van de volgende fase, de fase waarin je borgt wat je hebt opgebouwd.

Dat vraagt geen nieuwe regels en geen strengere schema's, maar scherpte, het vermogen om te blijven doen wat werkt ook wanneer het vanzelfsprekend begint te voelen.

Blijf structuur houden door je maaltijden eenvoudig, voedzaam en voorspelbaar te houden, blijf trainen met focus waarbij je niet vaker traint maar beter, blijf slaap serieus nemen niet als restpost maar als fundament, en meet jezelf op gedrag in plaats van op resultaat, want resultaat volgt altijd uit gedrag.

In het volgende en laatste deel van dit hoofdstuk gaan we

daar precies op in, hoe je voorkomt dat je terugvalt, hoe je omgaat met schommelingen, sociale druk en twijfel, en waarom juist dat vermogen het verschil maakt tussen tijdelijk succes en blijvende adaptatie.

De echte winst zit niet in voelen dat het werkt, maar in weten dat je dit kunt blijven doen, ook wanneer het even tegenzit.

Hoe je voorkomt dat je terugvalt

Op een bepaald moment wordt het rustiger, je merkt dat je bloedsuiker minder heftig schommelt, dat je energie gelijkmatiger over de dag verdeeld is en dat je niet meer bij elke keuze hoeft te twijfelen, je wéét inmiddels wat werkt en juist dát moment is verraderlijk, niet omdat er iets misgaat, maar omdat je brein ontspant.

Ontspanning klinkt onschuldig, maar hier zit een subtiele val, want je oude patronen waren misschien ongezond, maar ze waren wel vertrouwd, en vertrouwd voelt veilig, zelfs wanneer het je eerder heeft uitgeput, waardoor terugval zelden begint met een grote fout of een bewuste keuze om alles los te laten, maar bijna altijd met kleine concessies die logisch aanvoelen. Een avond later naar bed omdat het allemaal zo goed gaat, een training overslaan omdat één keer toch geen verschil maakt, wat makkelijker eten en iets minder scherp zijn op structuur, en voor je het doorhebt ben je niet ineens terug bij af, maar langzaam aan het afglijden zonder dat er een duidelijk moment aan te wijzen is.

Daarom is adaptie niet alleen een fysiek proces, maar vooral een mentaal proces, want niet wat je eet of hoe je traint bepaalt of je terugvalt, maar hoe je omgaat met de dagen waarop het schuurt, dagen met stress, sociale druk, vermoeidheid, vakantie of simpelweg dagen waarop je geen zin hebt, want terugval ontstaat niet door één verkeerde keuze, maar doordat er geen vangnet is op de momenten dat het even minder loopt.

Dat vangnet hoeft niet groots of perfect te zijn en vraagt geen extra discipline, maar juist iets veel eenvoudigers, namelijk een minimale standaard, geen ideaal plan en geen optimale week, maar een ondergrens die je zelfs op je slechtste dag kunt halen. Tien minuten bewegen, één voedzame maaltijd, op tijd naar bed, want zolang de motor blijft draaien hoef je nooit opnieuw te starten, en stilstand is het echte probleem, niet een mindere dag.

Daarbij hoort ook een andere manier van kijken naar vooruitgang, want je lichaam verandert niet netjes per week, soms blijft je gewicht gelijk, soms schommelt je bloedsuiker zonder duidelijke aanleiding, en dat is geen bewijs dat het niet werkt. Daarom beoordeel je jezelf niet op uitkomst, maar op gedrag, want wanneer je het juiste blijft doen volgt het resultaat altijd, alleen niet op jouw tijdlijn en niet op commando.

Dat betekent ook dat je schommelingen normaliseert, omdat niet elke dag goed voelt en niet elke week strak loopt, slechte nachten horen erbij, meer trek ook en een rommelige week net zo goed, waarbij het verschil tussen mensen die volhouden en mensen die terugvallen niet zit in perfectie, maar in hoe snel ze terugkeren naar hun basis zonder er drama van te maken.

Wat je hierbij wilt vermijden is overcorrectie, want na een dag te veel eten ontstaat vaak de drang om te compenseren door minder te eten, extra te trainen of strenger te worden, maar dat is dieetdenken en precies dat patroon probeert dit systeem te doorbreken. Morgen doe je weer normaal, terug naar structuur, zonder schuldgevoel en zonder straf, want herstel ontstaat door rust en ritme, niet door boete doen.

Tot slot vraagt adaptie om overzicht, niet om obsessie, maar om helderheid, want door bij te houden hoe je slaapt, hoe je eet en hoe je je voelt voorkom je vaagheid, en terugval begint zelden met slechte keuzes, maar met het gevoel dat je ongeveer goed bezig bent, terwijl objectiviteit je beschermt tegen die glijdende schaal.

Wat je in dit hoofdstuk leert is dit, je lichaam past zich aan zolang jij de omstandigheden blijft creëren, waarbij te veel doen net zo slecht werkt als te weinig doen, rust geen zwakte is en ritme geen beperking, en consistent gedrag altijd wint van motivatie.

De meeste mensen haken niet af omdat het te zwaar is, maar omdat ze denken dat ze falen zodra het niet perfect loopt, en dat is de laatste misvatting die je hier loslaat.

Adaptie is geen eindpunt, het is het begin van herhaling, want zonder herhaling verdwijnt elk resultaat en zonder consistentie is elke verandering tijdelijk.

In het volgende hoofdstuk gaan we hier dieper op in, waarom volhouden geen karaktereigenschap is, waarom motivatie wordt overschat en hoe je een systeem bouwt dat blijft werken, ook wanneer jij even minder scherp bent, want daar zet echte verandering zich vast.

VI

CONSISTENTIE

In dit deel ontdek je waarom motivatie onbetrouwbaar is en waarom blijvend resultaat ontstaat door herhaalbaar gedrag. Je leert omgaan met terugval, verantwoordelijkheid nemen zonder schuld en bouwen aan ritme in plaats van perfectie. Consistentie blijkt geen karaktereigenschap, maar een systeem dat je leert toepassen, juist wanneer het leven tegenzit.

Consistentie, belangrijker dan motivatie

Er is één reden waarom de meeste mensen uiteindelijk stoppen, en die heeft weinig te maken met kennis, plannen of goede intenties, maar alles met waar ze op vertrouwen, namelijk motivatie. Motivatie klinkt krachtig, maar is in de praktijk onbetrouwbaar, want de ene dag voel je drive en vastberadenheid en de volgende dag is die verdwenen zonder duidelijke aanleiding, waardoor gedrag afhankelijk wordt van een gevoel dat voortdurend wisselt. Wie wacht tot hij gemotiveerd is om te trainen, gezonder te eten of op tijd naar bed te gaan, laat zijn leefstijl sturen door emotie, en emotie vormt geen fundament voor iets dat blijvend moet zijn.

Wat wél werkt, is ritme en structuur, doen wat nodig is ook wanneer het niet goed voelt, niet omdat je jezelf forceert, maar omdat het onderdeel is geworden van hoe je leeft. Denk aan tandenpoetsen, je staat er 's ochtends niet bij stil of je er zin in hebt, je doet het omdat het erbij hoort, omdat het logisch is en omdat je weet wat er gebeurt als je het niet doet, zonder dat daar motivatie voor nodig is. Dat is het verschil tussen motivatie en consistentie, want consistent gedrag vraagt geen emotie, maar herhaling, en herhaling bouwt automatisch gedrag op.

Veel mensen denken dat consistentie draait om discipline, alsof je een ijzeren wil nodig hebt om vol te houden en sterke mensen doorzetten terwijl zwakkere afhaken, maar dat beeld klopt niet. Consistentie heeft weinig te maken met karakter en alles met inrichting, met een systeem waarin de juiste keuzes makkelijker zijn dan de verkeerde. Wil je gezonder eten, dan zorg je dat je omgeving meewerkt, wil je trainen, dan plan je het als een afspraak waar je niet over onderhandelt, wil je beter slapen, dan bouw je een vaste avondroutine die je lichaam helpt afschakelen. Dat is geen hardheid en geen zelfkastijding, dat is logisch organiseren zodat je minder hoeft te vechten tegen jezelf.

We overschatten structureel wat we in één week kunnen bereiken en onderschatten volledig wat er gebeurt wanneer we drie maanden, zes maanden of een jaar hetzelfde blijven herhalen. In het begin voelt verandering zwaar, omdat je over alles moet nadenken, wat eet ik, wanneer train ik, hoe laat ga ik slapen, maar het brein houdt van patronen. Hoe vaker je iets herhaalt, hoe minder energie het kost, totdat gedrag automatisch wordt, en precies dát is wat je nodig hebt bij diabetes type 2, geen sporadische goede weken, maar een leefstijl die uitvoerbaar blijft zonder dat elke keuze een mentale discussie wordt. Consistentie is niets anders dan gedrag zo vaak herhalen dat het vanzelf gaat.

Veel mensen stellen grote doelen zoals tien kilo afvallen, minder medicatie of perfecte bloedsuikerwaarden, en die wensen zijn begrijpelijk, maar ze helpen je niet op een ochtend waarop je slecht hebt geslapen, weinig energie hebt en nergens zin in hebt. Wat dan wél helpt, is focussen op wat vandaag haalbaar is, één maaltijd die klopt, één training, één avond op tijd naar bed, want dát zijn de dingen waar je directe invloed op hebt. Juist die kleine handelingen, keer op keer herhaald, vormen uiteindelijk het resultaat dat je zoekt, terwijl de grootste misvatting is dat alles in één keer moet veranderen, iets waar het brein zich altijd tegen zal verzetten. Wat wél werkt, is stap voor stap gedrag inslijten totdat het vertrouwd voelt en niet meer als een opgave.

Veel mensen blijven hangen in de gedachte dat ze eerst gemotiveerd moeten zijn voordat ze kunnen beginnen, terwijl het mechanisme precies andersom werkt. Actie komt eerst en motivatie volgt daarna. Denk aan een moment waarop je toch bent gaan trainen terwijl je er geen zin in had, waarna je je achteraf beter voelde, energieker, helderder in je hoofd, en ineens was daar motivatie, niet vooraf, maar als gevolg van wat je deed. Wachten op motivatie leidt tot stilstand, beginnen, hoe klein ook, geeft je brein het signaal dat dit belangrijk is en dat je jezelf kunt vertrouwen, en daar ontstaat motivatie vanzelf.

Je kunt alles begrijpen, het stappenplan kennen en precies weten wat goed voor je is, maar je lichaam reageert alleen op gedrag, niet op intenties. Dat is confronterend, maar tegelijk bevrijdend, want het betekent dat je niet hoeft te wachten op perfecte omstandigheden. Je kunt vandaag iets doen wat klopt, morgen opnieuw en de dag erna weer, en wanneer je dat blijft herhalen volgt resultaat vanzelf, niet spectaculair en niet snel, maar wel duurzaam en meetbaar.

In het volgende deel kijken we naar waarom perfectie niet het doel is en hoe je consistent blijft juist op momenten waarop het even misgaat, want fouten ga je maken, dat is onvermijdelijk, maar de echte vraag is niet of je struikelt, maar hoe je weer opstaat zonder alles af te breken. Daar zit het verschil tussen tijdelijk succes en blijvende verandering, en daar bouwen we verder op.

Perfectie, de vijand van progressie

Veel mensen beginnen een leefstijlverandering met het idee dat het nu eindelijk goed moet, alles strak, alles volgens plan, elke maaltijd correct, elke training uitgevoerd en elke dag zogenaamd gezond, wat op papier logisch klinkt maar in de praktijk juist de belangrijkste reden is dat het misgaat. Want vroeg of laat komt er een moment waarop het leven zich ermee bemoeit, je mist een training, je eet iets wat niet in je plan stond, je slaapt slecht of zit met je hoofd ergens anders, en precies daar ontstaat het kantelpunt waarop veel mensen denken dat ze hebben gefaald.

Maar falen is geen eindstation, het is een vast onderdeel van verandering, en zodra je gaat denken in termen van perfect of mislukt maak je het traject onnodig zwaar. Je legt de lat zo hoog dat één afwijking genoeg is om alles onderuit te halen, waardoor je niet stopt omdat je niet gemotiveerd bent, maar omdat je denkt dat je opnieuw moet beginnen, terwijl juist doorgaan op dat moment het verschil maakt.

Consistentie betekent niet foutloos zijn, maar blijven bewegen, ook wanneer het schuurt. Denk aan een vliegtuig dat van Amsterdam naar New York vliegt, het volgt geen perfecte rechte lijn maar wijkt voortdurend iets af door wind, weersomstandigheden en verkeer, en toch komt het aan omdat het steeds opnieuw bijstuurt. Zo werkt het ook met jouw gezondheid, je hoeft niet constant precies goed te zitten, je hoeft alleen bereid te zijn om telkens weer terug te keren naar wat werkt, want wie wacht tot alles perfect loopt, komt nooit ergens.

Terugval hoort erbij, niet als mening maar als realiteit. Er zullen momenten zijn waarop oude patronen tijdelijk de overhand krijgen, je eet te veel, beweegt minder of zoekt comfort in eten omdat je moe, gespannen of overprikkeld bent, en dat zegt niets over jouw karakter maar alles over hoe diep oude gewoontes zijn ingesleten. Elke keer dat je daarna weer terugkeert naar je nieuwe gedrag versterk je dat nieuwe pad, niet door nooit te struikelen maar door telkens weer op te staan, precies zoals leren fietsen niet lukt doordat je nooit valt, maar doordat je blijft proberen terwijl je valt.

Wat hier vaak tegenwerkt, is hoe hard mensen voor zichzelf worden zodra iets niet lukt. Zelfkritiek voelt misschien als verantwoordelijkheid nemen, maar in werkelijkheid vergroot het vooral de kans dat je opgeeft, omdat schuld en schaamte je lichaam en je gedrag geen stap vooruit helpen. Wat wél werkt, is zelfcompassie, niet als alles goedpraten maar als realisme, jezelf behandelen zoals je een goede vriend zou behandelen, met begrip én richting. Zelfcompassie betekent erkennen dat iets lastig is en vervolgens toch opnieuw kiezen voor gedrag dat je vooruithelpt, niet als excuus om af te haken maar als strategie om te blijven bewegen.

Kijk je naar het grotere geheel, dan wordt het beeld ineens rustiger. Je eet gemiddeld drie keer per dag, dat zijn eenentwintig maaltijden per week, en als daar een paar tussen zitten die niet ideaal zijn, verandert dat niets aan het totaalplaatje. Het lichaam kijkt niet naar losse momenten maar naar patronen, want één misstap maakt je niet ongezond, net zoals één goede dag je niet ineens fit maakt. Verandering ontstaat door wat je meestal doet, niet door uitzonderingen, en wie focust op perfectie verliest overzicht terwijl wie focust op herhaling resultaat boekt.

Duurzame verandering komt niet voort uit inspiratie, motivatie of nieuwe inzichten, maar uit herhaling, uit het blijven doen van eenvoudige dingen die werken totdat ze normaal aanvoelen. Dat is minder spannend en vraagt geduld, maar alles wat snel komt verdwijnt ook weer snel, terwijl wat je vaak herhaalt langzaam onderdeel wordt van wie je bent. Precies daar ontstaat echte progressie, niet in de perfecte week maar in het vermogen om steeds opnieuw terug te keren naar je basis.

In het volgende deel kijken we naar waarom gewoontes de echte fundering vormen onder blijvende gezondheid, hoe je je omgeving zo inricht dat je minder hoeft te vechten tegen verleiding en waarom kleine triggers vaak bepalender zijn dan wilskracht. Wanneer je dat begrijpt, merk je dat consistentie niet zwaar hoeft te zijn en dat vooruitgang niet voelt als strijd, maar als iets dat logisch volgt uit hoe je leeft.

Automatiseer het proces, niet je motivatie

Een veelgehoorde zin van mensen die vastlopen is deze: zodra ik weer in een ritme zit, dan lukt het wel, en het klinkt hoopvol maar in de praktijk komt dat moment zelden vanzelf, of het dient zich even aan om daarna net zo snel weer te verdwijnen, niet omdat mensen onwillig zijn maar omdat ze blijven vertrouwen op motivatie als brandstof terwijl motivatie daar simpelweg niet voor bedoeld is.

Motivatie is vluchtig, ze komt en gaat afhankelijk van slaap, stress, stemming en omstandigheden, de ene dag voelt alles logisch en haalbaar terwijl de andere dag zelfs een kleine actie moeite kost, en zolang jouw vooruitgang afhankelijk blijft van die goede dagen blijft je systeem kwetsbaar, want dan heb je geen structuur maar hoop, en hoop is geen strategie.

Gedrag werkt fundamenteel anders, het is voorspelbaar, trainbaar en te organiseren, je kunt het vastleggen, herhalen en uiteindelijk automatiseren, en zodra iets geen dagelijkse keuze meer is maar gewoon iets wat je doet, ontstaat er iets dat sterker is dan motivatie, namelijk gewoonte, precies daar laten de meeste mensen het liggen omdat ze wachten tot ze zich gemotiveerd vóélen terwijl ze beter kunnen investeren in het automatisch maken van hun gedrag.

Denk aan tandenpoetsen, niemand staat 's ochtends op en weegt serieus af of hij daar vandaag zin in heeft, je doet het vrijwel gedachteloos omdat het zo diep in je systeem zit dat het makkelijker is om het wél te doen dan om het niet te doen, en dat is de kracht van automatisering, hoe minder beslissingen je hoeft te nemen, hoe groter de kans dat je iets volhoudt.

Verandering hoeft daarbij niet groots of heroïsch te voelen, dat idee werkt juist tegen je omdat het suggereert dat je elke dag moet presteren of continu aan moet staan, terwijl in werkelijkheid het tegenovergestelde beter werkt, klein beginnen, zo klein dat het bijna onbeduidend voelt, één vaste handeling per dag, op hetzelfde moment, een eenvoudige maaltijd voorbereiden, een korte wandeling, een vast checkmoment voordat je ontbijt, niet meer dan dat.

Wanneer je dat consequent herhaalt verschuift er iets, na een paar weken voelt het niet langer als moeite maar als iets wat erbij hoort, en op dat punt wordt het lastiger om ermee te stoppen dan om ermee door te gaan, daar ontstaat momentum, niet door discipline maar door herhaling.

Daarbij speelt je omgeving een grotere rol dan veel mensen willen toegeven, gedrag ontstaat namelijk niet in een leegte maar volgt context, liggen je keukenkastjes vol twijfelopties dan maak je het jezelf onnodig moeilijk, staat je trainingsmoment niet vooraf in je agenda dan wordt het elke week opnieuw een onderhandeling, en wie gedrag wil automatiseren moet zijn omgeving zo inrichten dat het gewenste gedrag logisch en vanzelfsprekend aanvoelt.

Natuurlijk zullen er dagen zijn waarop het niet lukt, dat is onvermijdelijk, en juist daar zit het verschil, want op zo'n moment zijn er twee routes, je kunt alles weggooien en concluderen dat het je toch nooit lukt, of je pakt het de volgende dag weer op zonder drama, zonder schuld, alsof het de normaalste zaak van de wereld is, want consistentie betekent niet dat je perfect bent, consistentie betekent dat je terugkomt.

Dat is de echte vorm van discipline, niet streng zijn maar stabiel worden, niet jezelf onder druk zetten maar jezelf betrouwbaar maken.

Op de lange termijn verandert dit ook hoe je naar jezelf kijkt, mensen onderschatten structureel wat ze in een jaar kunnen bereiken omdat ze blijven denken in korte pieken, terwijl wie consistent wil worden zich moet gaan gedragen als iemand die het al is, niet omdat je daar nu al bent maar omdat je daar naartoe groeit, elke herhaalde keuze bevestigt een nieuwe identiteit, en met voldoende herhaling wordt dat vanzelf wie je bent.

Stop daarom met verlangen naar hoe het ooit was, je leeft niet achteruit maar bouwt iets nieuws dat past bij wie je nu bent en hoe je nu leeft, dat is geen zwakte maar volwassen consistentie.

Verantwoordelijkheid nemen, zonder jezelf te straffen

Er is één factor die op de lange termijn meer verschil maakt dan leeftijd, aanleg of zelfs motivatie, en dat is je vermogen om verantwoordelijkheid te nemen voor je eigen gedrag, niet door streng te zijn of jezelf te veroordelen, maar door eerlijk te kijken naar wat je doet en daar consequenties aan te verbinden zonder er een emotioneel drama van te maken.

Dat onderscheid is cruciaal, want veel mensen verwarren verantwoordelijkheid met hard zijn voor zichzelf, ze denken dat ze zichzelf moeten aanpakken, streng toespreken of afrekenen na een mindere dag, en gebruiken zinnen als ik ben weer gezakt, zie je wel ik kan dit niet, of waarom lukt dit mij nou nooit, terwijl dat misschien klinkt als zelfreflectie maar in werkelijkheid iets heel anders is, namelijk slachtofferschap verpakt als zelfkritiek.

Echte verantwoordelijkheid klinkt rustiger en nuchterder, meer in de trant van ik heb het gisteren laten lopen en vandaag pak ik het weer op, of ik zie waar het misging en ik weet wat ik de volgende keer anders ga doen, zonder schaamte, zonder zelfafwijzing, maar met regie, en precies daar zit de kracht omdat je jezelf niet kleiner maakt maar weer aan het stuur zet.

Verantwoordelijkheid draait namelijk niet om schuld, maar om invloed, schuld houdt je vast in wat al gebeurd is terwijl invloed je richt op wat je nu kunt doen, en die invloed heb je vrijwel altijd, ook op dagen waarop alles tegenzit, zolang je jezelf maar niet verliest in waaromvragen die niets oplossen maar blijft bij wat deed ik en wat ga ik nu doen.

Door die focus blijf je in beweging, je voorkomt dat je blijft hangen in analyse, zelfmedelijden of verklaringen die logisch klinken maar je nergens brengen, want consistentie bouw je niet op excuses maar op eerlijkheid, ook wanneer die eerlijkheid confronterend is en je liever had weggekeken.

Sta daar eens bij stil, hoe spreek jij jezelf toe op moeilijke dagen, is je interne dialoog helder en richtinggevend of ondermijnend en veroordelend, want wanneer je tegen jezelf praat zoals je tegen een goede vriend zou praten, duidelijk, eerlijk maar zonder afbraak, dan vergroot je de kans dat je doorgaat in plaats van afhaakt. Wie zichzelf voortdurend kleineert of aanvalt denkt misschien dat hij streng en gedisciplineerd is, maar in werkelijkheid saboteert hij zijn eigen proces, want zelfafwijzing verlamt en bouwt niets op, hoe groot de wil ook is waarmee je begon.

Wanneer je leert verantwoordelijkheid te nemen op deze manier ontstaat er iets subtiels maar krachtigs, je begint jezelf te vertrouwen, niet omdat je ineens alles perfect doet maar omdat je weet dat je jezelf niet meer voor de gek houdt, je weet dat je bijstuurt wanneer het nodig is en doorgaat wanneer het schuurt, en dat vertrouwen wordt een stille motor onder je gedrag.

Mensen die zo met zichzelf omgaan blijven niet hangen in fouten, ze corrigeren sneller, bouwen rust op en houden het daardoor langer vol, niet omdat ze sterker zijn dan anderen maar omdat ze zichzelf serieus nemen zonder zichzelf af te breken.

Daar speelt feedback een belangrijke rol in, want feedback is geen aanval maar een spiegel, een manier om te zien wat er gebeurt zonder oordeel, niet om je af te rekenen op resultaat maar om richting te geven aan gedrag, waarbij straf terugkijkt met verwijt en feedback vooruitkijkt met intentie.

Zodra je dat verschil begrijpt verandert je relatie met feedback, je gaat het niet meer vermijden maar gebruiken omdat je merkt dat het je helpt leren in plaats van onderuit te halen.

Verantwoordelijkheid hoeft je daarbij niet alleen te dragen, juist door je gedrag te delen met iemand anders, een coach, een partner of een vast reflectiemoment, wordt het concreter omdat uitgesproken keuzes zwaarder wegen dan gedachten die in je hoofd blijven ronddraaien.

Verantwoordelijkheid is geen karaktereigenschap die je hebt of niet hebt, het is een vaardigheid die je traint, elke dag opnieuw, in kleine keuzes die weinig lijken te betekenen maar samen bepalen of je vooruitgaat of stil blijft staan. En misschien wel het belangrijkste inzicht is dit, verantwoordelijkheid hoeft niet zwaar te voelen, je hoeft jezelf niet te straffen, niet te schamen en niet te veroordelen, maar je moet wel durven zeggen dit was mijn keuze en dit is mijn volgende stap, want zolang je dat blijft doen blijf je in beweging.

En toch is er, zelfs met eerlijkheid en regie, één realiteit waar niemand aan ontsnapt, terugval, want oude patronen hebben een lange adem, en precies daarom gaat het volgende deel niet over óf je ermee te maken krijgt, maar over hoe je ermee omgaat wanneer het gebeurt.

Terugval is geen falen. Het is feedback

Iedereen valt terug, niet één keer maar vaker, en soms zelfs meerdere keren achter elkaar, en dat geldt niet alleen voor mensen die blijven worstelen maar juist ook voor mensen die uiteindelijk blijvend resultaat boeken, niet ondanks die terugval maar mede daardoor, omdat terugval geen bewijs is dat je faalt maar het moment waarop je systeem wordt getest.

Zolang je blijft geloven dat terugval betekent dat jij het niet kunt, maak je er een persoonlijk probleem van, dan wordt elke misstap een oordeel over wie je bent, terwijl het in werkelijkheid niets zegt over jou als mens maar alles over de omstandigheden waarin je terechtkwam. Zodra je leert terugval te zien als feedback verandert de hele dynamiek, want dan is het geen eindpunt meer maar een startpunt, geen reden om te stoppen maar een uitnodiging om te kijken wat er werkelijk gebeurde.

Een terugval is in de praktijk geen karakterfout en geen gebrek aan wilskracht, maar een tijdelijke terugkeer naar oud gedrag, niet omdat je zwak bent maar omdat je brein en lichaam onder druk automatisch grijpen naar patronen die ooit veiligheid of comfort boden, en juist bij stress, vermoeidheid of emotionele belasting gebeurt dat sneller dan je denkt. Dat je op een zware dag te veel eet, of na een slechte nacht een training overslaat, is dus geen verrassing maar menselijk gedrag, voorspelbaar en verklaarbaar.

De echte vraag is daarom niet of je terugvalt, maar wat je daarna doet.

In de praktijk zie je bijna altijd twee reacties ontstaan. De eerste is de dramareactie, waarbij mensen denken zie je wel ik kan dit niet, alles is nu verpest en ik ben weer terug bij af, met als gevolg dat ze opgeven of opnieuw beginnen alsof alles wat ze eerder deden niets waard was. De tweede reactie is nuchterder en rustiger, die klinkt meer als oké dit gebeurde, wat was de aanleiding en wat kan ik hiervan leren, waardoor de schade beperkt blijft en mensen snel weer terugkeren naar hun basis. Het verschil zit niet in karakter, maar in perspectief, en dat perspectief kun je trainen.

Terugval voorkom je niet door te hopen dat het nooit gebeurt, maar door het te verwachten, niet in de zin van opgeven voordat je begonnen bent, maar als realistische voorbereiding. Verandering zonder terugval bestaat niet, en wie dat accepteert ervaart minder schaamte, minder paniek en herpakt zich sneller. Normaliseer het dus, want niemand is honderd procent consequent, ook de mensen niet die hun leefstijl blijvend hebben veranderd, het verschil is dat zij hebben geleerd hoe ze terugkeren.

Snel herstellen is daarbij cruciaal, niet wachten tot maandag, niet wachten tot je je weer goed voelt, maar zo snel mogelijk terug naar wat werkt, soms binnen een dag en soms zelfs binnen een uur. Hoe korter de terugval, hoe kleiner de impact, en hoe minder schade het aanricht in je vertrouwen. Gebruik dat moment om te leren door eerlijk te kijken naar wat er gebeurde, wat de aanleiding was en wat je de volgende keer anders kunt doen, alsof je een klein lek in je dak ontdekt dat je liever repareert voordat het de hele constructie aantast.

Wat uiteindelijk je karakter vormt is niet dat je nooit valt, maar hoe snel je terugveert. Mensen met echte consistentie zijn niet foutloos maar veerkrachtig, ze weten dat fouten erbij horen en dat bijsturen onderdeel is van het proces, en elke keer dat je dat doet verschuift je identiteit een stukje, van iemand die het probeert naar iemand die dit leeft.

Een veelgemaakte valkuil is denken dat je na een terugval helemaal opnieuw moet beginnen, maar dat is niet waar, je begint niet opnieuw, je pakt het weer op. Alles wat je eerder deed telt nog steeds mee, elke training, elke maaltijd en elke bewuste keuze blijft onderdeel van de fundering die je al hebt gelegd, je bouwt verder in plaats van dat je opnieuw alles sloopt.

Zie terugval daarom als een stresstest voor je systeem, niet als falen maar als informatie. Wat werkte hier niet, was het je planning, je omgeving, je herstel, je stressniveau of was je aanpak simpelweg te streng of te afhankelijk van motivatie. Dat inzicht is waardevol, want precies daar kun je je systeem versterken.

Maak terugval bespreekbaar, met jezelf, met een coach of met iemand die met je meekijkt, niet om te biechten maar om te reflecteren. Mensen die blijvend veranderen zijn niet foutloos, ze zijn herstellend, en juist dat maakt hun verandering duurzaam.

En toch blijft er vaak één hardnekkig misverstand overeind, het idee dat alles perfect moet anders heeft het geen zin. In het volgende deel leggen we dat onder het vergrootglas, want echte consistentie draait niet om perfectie maar om gemiddeld gedrag over langere tijd, en precies daar zit jouw echte winst.

Verandering in leefstijl is wie je wordt

De meeste mensen beginnen aan een leefstijlverandering alsof het een tijdelijke fase is, een project met een begin en een einde, iets wat je even volhoudt zodat je daarna weer terug kunt naar hoe het was maar dan met een beter resultaat, en precies dát idee is de reden dat het zo vaak mislukt.

Leefstijl is geen trucje en geen kunstje dat je uitvoert tot het gewenste effect bereikt is, het is geen lijst regels die je volgt zolang de motivatie hoog is, leefstijl is iets wat je wordt, een manier van leven die zich vastzet in wie je bent, en dat verschil is allesbepalend voor wat wel en niet blijft werken.

Een trucje leunt op motivatie en discipline, je doet het zolang het lukt, zolang het overzichtelijk blijft en zolang het geen frictie oplevert met je dagelijks leven, maar zodra vermoeidheid toeslaat, frustratie oploopt of het leven tegenwerkt valt het weg, niet omdat jij zwak bent maar omdat het nooit echt van jou was, het hoorde niet bij je identiteit.

Identiteit werkt anders, die zit dieper verankerd, je handelt niet meer omdat het moet maar omdat het logisch voelt, omdat het past bij het beeld dat je van jezelf hebt, iemand die zichzelf ziet als iemand die goed voor zijn lichaam zorgt maakt andere keuzes dan iemand die zegt dat hij probeert een beetje op te letten, de eerste neemt eigenaarschap terwijl de tweede blijft hangen in tijdelijke oplossingen.

Daarom begint consistentie niet bij schema's, weekplanningen of perfecte voedingslijsten, maar bij taal en betekenis, bij de manier waarop jij tegen jezelf praat wanneer niemand luistert, zie je jezelf als iemand die gezonder probeert te leven of als iemand die leeft volgens gezonde principes, dat verschil lijkt klein maar bepaalt precies wat je doet op de momenten waarop het schuurt.

Je ziet dat direct terug in gedrag, de één moet naar de sportschool terwijl de ander beweegt omdat het lichaam daarom vraagt, de één mag geen chips terwijl de ander kiest voor eten dat voedt in plaats van verdooft, de één vecht tegen suikers terwijl de ander begrijpt hoe energie werkt en daar zijn keuzes op afstemt, niet perfect maar wel bewust.

Dit is ook de reden dat diëten en korte termijn programma's zelden blijvend werken, ze proberen gedrag te veranderen zonder de identiteit daaronder aan te raken, en zolang je diep vanbinnen dezelfde persoon blijft, blijf je vechten tegen oude patronen en automatismen, een gevecht dat je op de lange termijn nooit wint. Wat je nodig hebt is dus geen nieuw schema maar een andere definitie van wie jij bent, iemand die consequent voor zichzelf kiest zonder zichzelf te straffen, iemand die verantwoordelijkheid neemt zonder drama, iemand die begrijpt dat echte verandering altijd van binnenuit ontstaat.

Dat klinkt groot, maar het begint klein, met keuzes die je bewust koppelt aan wie je wilt worden, elke handeling die in lijn ligt met die identiteit versterkt het beeld dat je van jezelf opbouwt, je gaat op tijd naar bed niet omdat het moet maar omdat je iemand bent die herstel serieus neemt, je grijpt na een zware dag niet naar eten maar naar rust omdat je iemand bent die zijn lichaam niet straft, je eet om te voeden en niet om te verdoven.

En hoe vaker je dat doet, hoe minder moeite het kost, niet omdat de wereld verandert maar omdat jij verandert, gedrag volgt identiteit en daarom werkt motivatie slechts tijdelijk terwijl identiteit blijft, zij stuurt je keuzes ook op dagen dat je geen zin hebt, weinig energie voelt of het leven tegenzit.

Het mooie is dat dit trainbaar is, je hoeft niet te wachten tot je er klaar voor bent, je kunt vandaag beginnen door na een bewuste keuze even stil te staan bij waarom je die maakt, niet om jezelf te overtuigen maar om jezelf te bevestigen.

Een maaltijd zonder overbodig vet is wat iemand doet die zijn lichaam serieus neemt, een training plannen in een drukke week is wat iemand doet die gezondheid prioriteit geeft, op tijd naar bed gaan terwijl niemand het ziet is wat iemand doet die duurzaam wil functioneren.

Het is eenvoudig maar niet oppervlakkig, want na verloop van tijd merk je iets wezenlijks, je bent niet meer bezig met volhouden, je leeft het gewoon, en dát is het moment waarop consistentie moeiteloos wordt, niet omdat het makkelijk is maar omdat het klopt.

Dan hoef je jezelf niet langer te pushen, te corrigeren of te overtuigen, je handelt vanuit overtuiging, vanuit wie je bent geworden.

In het volgende deel ronden we dit hoofdstuk af en laat ik je zien welke ankers helpen om deze identiteit vast te houden wanneer het even schuurt, want geen enkel pad is recht, maar met een stevige identiteit blijf je bewegen, altijd.

Blijf bewegen, juist als het tegenzit

Je kent het moment waarschijnlijk maar al te goed, net wanneer je het gevoel hebt dat je ritme er eindelijk is gebeurt er iets onverwachts, een ziek kind, extra werkdruk, een slechte nacht, vakantie of simpelweg zo'n dag waarop alles in je zegt dat het even niet hoeft, één keuze wordt uitgesteld, daarna nog één, en voor je het doorhebt ben je eruit.

En toch zijn dit precies de momenten die het verschil maken, want consistentie laat zich niet zien in de weken waarin alles meewerkt, die zie je pas op de dagen waarop het schuurt, niet in perfect gedrag maar in beweging, niet in discipline maar in aanpassingsvermogen, en precies daar ligt de kern van duurzame verandering.

Je hoeft niet altijd alles goed te doen, je hoeft alleen niet stil te vallen, want wie leert volhouden leert schakelen, niet stoppen maar aanpassen, niet denken in alles of niets maar telkens opnieuw kijken naar wat er vandaag wél mogelijk is, dat ene kwartier bewegen, die ene maaltijd die voedt in plaats van verdooft, dat korte moment van reflectie aan het eind van de dag, kleine keuzes die het systeem actief houden en die op de lange termijn meer betekenen dan welke perfecte week dan ook.

Het probleem is dat veel mensen blijven denken in starten

en stoppen, zodra iets tijdelijk niet lukt voelt het als falen en falen voelt als een reden om te stoppen, dat is het oude denken, het dieetdenken, terwijl jij inmiddels met een ander systeem werkt waarin het niet draait om foutloos gedrag maar om voortgang.

Binnen IMPACT bouw je geen leven dat alleen werkt wanneer alles rustig is, je bouwt een ritme dat kan meebewegen met het leven zonder te verdwijnen zodra het lastig wordt, en precies daarom werkt het, je hoeft niet sterker te zijn dan je zwakke momenten, je moet er alleen slimmer mee omgaan.

Wat daarbij helpt is weten waar je ankers liggen, die paar vaste gedragingen die ook op mindere dagen overeind blijven, misschien is dat elke ochtend een glas water drinken, een eenvoudige voedzame lunch of je wekelijkse krachttraining, die ankers hoeven niet groots te zijn, ze hoeven alleen betrouwbaar te zijn, omdat ze je systeem draaiend houden juist wanneer de omstandigheden tegenzitten.

Het helpt ook om terugval te normaliseren, niemand is honderd procent consistent, zelfs niet de mensen bij wie het moeiteloos lijkt, terugval is geen bewijs dat het niet werkt maar een uitnodiging om te leren, de vraag is niet waarom het niet lukte maar hoe je zo snel mogelijk weer terugkeert naar je basis.

Daarom is stilstand de enige echte vijand, één dag uit je ritme stappen kan gebeuren, twee dagen achter elkaar is een signaal, niet om streng te worden maar om bij te sturen, want hoe langer je wacht hoe hoger de drempel wordt, en juist dat wil je voorkomen.

Perfectie loslaten is daarin cruciaal, het idee dat het alleen telt als alles honderd procent klopt saboteert meer vooruitgang dan wat dan ook, de beste resultaten ontstaan uit gedrag dat grotendeels klopt gecombineerd met de bereidheid om het vol te houden, niet strak maar trouw.

Blijf ook evalueren zonder oordeel, kijk terug en stel vast wat goed ging en wat minder werkte, niet om jezelf af te rekenen maar om scherp te blijven, dat is geen zwakte maar volwassen zelfsturing, zo blijf je groeien ook wanneer het tempo tijdelijk lager ligt dan je zou willen.

Misschien is dit wel het belangrijkste inzicht van dit deel, je hoeft het niet alleen te doen, wie leert bewegen ondanks weerstand leert ook om hulp te vragen, te reflecteren en bij te stellen, niet omdat het moet maar omdat het werkt.

Een leefstijlverandering houdt alleen stand wanneer je ruimte maakt voor het leven zelf, voor drukte, emoties, tegenslag en onverwachte wendingen, niet door daartegen te vechten maar door ermee te werken, want pas dan wordt verandering duurzaam.

Kijk eens eerlijk terug naar momenten waarop je eerder afhaakte en vraag je af wat er toen ontbrak, meestal was dat geen wilskracht maar een systeem, geen strategie die zei ook vandaag, nu het niet ideaal is, weet ik wat ik wél doe, en precies dat systeem heb je hier opgebouwd.

Dat brengt ons bij de essentie van dit hoofdstuk, je bent geen robot, je hoeft niet foutloos te zijn, je hoeft alleen steeds weer terug te keren naar wat werkt, elke keer dat je dat doet versterk je het systeem, elke keer dat je blijft bewegen ondanks weerstand word je sterker, niet alleen fysiek maar ook mentaal.

En precies dát maakt consistentie geen trucje maar een vorm van zelfrespect, je handelt niet omdat het moet maar omdat je jezelf serieus neemt.

In het laatste deel van I.M.P.A.C.T, Transformatie, laat ik je zien wat er gebeurt wanneer inzicht, actie en consistentie samenkomen, niet als eindpunt maar als logisch gevolg van het systeem dat je nu beheerst, want wie consistent blijft verandert, en die verandering houdt stand.

VII

TRANSFORMATIE

Hier komt alles samen. Je ziet wat er verandert wanneer inzicht, voeding, beweging en gedrag op één lijn komen te liggen. Niet alleen in je lichaam, maar in hoe je denkt, kiest en leeft. Dit deel gaat niet over een einddoel, maar over een blijvende verschuiving waarin je lichaam weer meewerkt en jij de regie terugkrijgt.

Geen tijdelijke verbetering, maar structurele verandering

Waarom dit geen kwestie is van even volhouden, maar van anders leven

Veel mensen beginnen aan een gezondheidstraject met het idee dat het tijdelijk is, een periode waarin je netjes eet, een schema dat je een paar maanden volgt, een doel dat je behaalt waarna je weer terug kunt naar hoe het was, en dat klinkt logisch, maar precies dát idee vormt de basis van waarom zoveel pogingen uiteindelijk stranden.

Niet omdat mensen geen doorzettingsvermogen hebben en ook niet omdat ze zwak zijn, maar omdat ze proberen een nieuw resultaat te bereiken met een oud systeem, ze willen een ander lichaam zonder hun manier van leven werkelijk te veranderen, oude gewoontes behouden terwijl ze hopen op nieuwe uitkomsten, en zo werkt het lichaam simpelweg niet.

Een systeem dat je gezonder maakt, werkt alleen zolang je het toepast, en op het moment dat je ermee stopt verdwijnt ook het effect, niet als straf en niet als dreigement, maar omdat biologie nu eenmaal zo functioneert.

Misschien herken je dit uit eerdere ervaringen, een streng dieet waarmee je snel afviel, een fanatiek trainingsprogramma dat tijdelijk resultaat gaf, even betere bloedsuikers, wat kilo's kwijt, misschien zelfs minder medicatie, en daarna begon het te wringen, vermoeidheid nam toe, focus verdween en het gevoel ontstond dat je jezelf voortdurend moest corrigeren, tot je langzaam maar zeker weer teruggleed naar waar je vandaan kwam.

Dat lag niet aan jou, dat lag aan het feit dat je leefstijl nooit werkelijk veranderde, je had gedrag onderdrukt in plaats van vervangen, en alles wat je onderdrukt keert vroeg of laat terug, vaak op het moment dat je er het minst energie voor hebt.

Daar zit het fundamentele verschil met deze aanpak, dit is geen sprint en geen project met een einddatum, maar een systeem dat schaalbaar is, haalbaar blijft en zich aanpast aan jouw leven in plaats van andersom, geen trucje dat je volhoudt zolang je motivatie hoog is, maar een manier van leven die logisch blijft, juist wanneer het leven rommelig, druk of onvoorspelbaar wordt.

Elke structurele verandering voelt in het begin onwennig en dat is normaal, alles wat nieuw is vraagt aandacht, net zoals leren autorijden, fietsen of een nieuwe vaardigheid, in het begin denk je na over elke handeling en kost het moeite, later gaat het vanzelf, niet omdat het makkelijker wordt, maar omdat jij het geïntegreerd hebt.

Zo werkt dit proces ook, in de eerste weken denk je bewust na over wat je eet, hoe je je dag indeelt, wanneer je beweegt en wanneer je rust neemt, maar naarmate je lichaam de voordelen begint te ervaren verschuift er iets, je hebt minder wilskracht nodig en meer vertrouwen, niet omdat je jezelf dwingt, maar omdat je merkt dat dit systeem voor je werkt in plaats van tegen je.

En daar komt iets bij waar weinig mensen je op voorbereiden, je omgeving zal het niet altijd begrijpen, jij maakt andere keuzes, eet anders, ervaart meer stabiliteit en zegt vaker nee tegen dingen die vroeger normaal waren, wat ongemakkelijk kan zijn voor anderen, soms verpakt in kleine opmerkingen die groter voelen dan ze lijken, doe niet zo moeilijk, je mag best een keer, het gaat toch al goed.

Wees daarop voorbereid, je hoeft niemand te overtuigen en niets te verdedigen, jij werkt met een systeem dat jou helpt functioneren zoals je lichaam bedoeld is, en dat vraagt geen toestemming.

Belangrijk is dat deze verandering niet voelt als straf, want een leefstijl die draait om verbieden, controleren en volhouden is geen oplossing maar een tijdelijke gevangenis, wat wél werkt is een systeem dat rust geeft, waarin je voldoende eet, waarin je bloedsuiker stabiel blijft, waarin je slaapt met een rustiger hoofd en wakker wordt met meer energie, en waarin je kunt genieten van eten zonder schuldgevoel omdat je begrijpt wat je doet en waarom.

Dat is hoe structurele verandering eruitziet, niet als afzien maar als opluchting, niet als streng zijn maar als helderheid, je lichaam werkt mee in plaats van tegen, je hoeft niet voortdurend bij te sturen en beweegt mee met een systeem dat klopt.

En ergens onderweg gebeurt er nog iets, jij wordt degene aan wie anderen vragen stellen, niet omdat je discipline uitstraalt, maar omdat je rust uitstraalt, omdat je keuzes logisch zijn, omdat je niet meer vecht tegen jezelf, je lichaam ondersteunt wat je doet en dat voelt niet als een methode of truc, maar als thuiskomen.

In het volgende en laatste deel van dit hoofdstuk kijken we naar wat er werkelijk verandert wanneer je dit proces doorloopt, niet alleen in cijfers of metingen, maar in hoe je naar jezelf kijkt, naar je gezondheid en naar je toekomst, want precies daar ligt de echte transformatie.

De echte beloning: wie je wordt als je dit volhoudt

Iedereen die hier begint, start ergens anders, de één met twijfel, de ander met frustratie en soms zelfs met wanhoop, maar bijna altijd met dezelfde stille vraag die je misschien herkent, zou dit voor mij ook kunnen werken, niet in theorie, niet op papier, maar echt, in jouw leven, met jouw lijf, jouw verleden en alles wat je al hebt meegemaakt.

Die vraag blijft niet hangen, na verloop van tijd verandert ze langzaam, eerst in waarom wist ik dit niet eerder, en later bijna ongemerkt in iets dat dieper gaat, waarom zou ik ooit nog terug willen naar hoe het was, en precies op dat moment besef je dat er iets is verschoven, niet alleen fysiek, maar ook mentaal.

Dat is de echte beloning, want de zichtbare veranderingen zijn belangrijk, maar ze zijn niet het eindpunt, ze zijn het bewijs dat je goed zit, je gewicht beweegt de juiste kant op, je bloedsuiker wordt stabieler, medicatie wordt minder of soms zelfs overbodig, je bloeddruk daalt, je slaapt dieper en je energie keert terug, en dat zijn geen kleine verbeteringen maar duidelijke signalen dat je lichaam weer meewerkt.

Maar parallel daaraan gebeurt er iets wat je niet kunt meten met een weegschaal of een glucosemeter, iets wat zich stiller ontwikkelt maar uiteindelijk veel meer impact heeft, je vertrouwen groeit, niet omdat iemand het zegt, maar omdat je het zelf ervaart.

Veel mensen met diabetes type 2 raken langzaam gewend aan het idee dat hun lichaam faalt, dat ze iets mankeren, dat ze afhankelijk zijn van schema's, controles en waarschuwingen, en dat beeld sluipt erin zonder dat je het doorhebt, tot je jezelf ziet als iemand die iets heeft in plaats van iemand die iets kan.

Dat beeld kantelt hier, omdat je aan den lijve ervaart dat je lichaam niet tegen je werkt, maar reageert op wat jij het aanbiedt, en zodra de omstandigheden kloppen doet het precies wat het hoort te doen, niet door toeval, niet door geluk, maar door logica.

En dat verandert iets fundamenteels, je voelt je geen patiënt meer maar deelnemer, iemand met invloed, iemand die begrijpt wat er gebeurt en waarom, niet iemand die alles perfect moet doen, maar iemand die weet hoe hij kan bijsturen zonder paniek of schuldgevoel.

Dat straal je uit, vaak zonder dat je er woorden aan geeft, je partner merkt het, je kinderen voelen het, collega's stellen vragen en soms zelfs je arts, niet omdat je iets probeert te bewijzen, maar omdat je rustiger bent, zekerder en energieker.

Je laat zien dat diabetes type 2 niet automatisch hoeft te leiden tot steeds meer pillen, beperkingen en achteruitgang, en daarmee doorbreek je een patroon waarin veel mensen blijven hangen, wat voor sommigen confronterend is en voor anderen juist hoopgevend, maar altijd laat zien dat het anders kan.

De nieuwe jij hoeft zichzelf niet meer voortdurend te corrigeren, je staat niet de hele dag op scherp en hoeft niet meer alles te managen, je keuzes verschuiven vanzelf omdat je lichaam duidelijke signalen geeft en jij ze herkent.

Je voelt eerder wanneer iets uit balans raakt, je eet niet meer uit automatisme maar met aandacht, je traint niet voor uiterlijk vertoon maar voor functioneren, en je maakt keuzes die kloppen, ook wanneer niemand kijkt.

Misschien wel het belangrijkste is dat je daar geen strijd meer bij ervaart, geen gevoel van tekort of opoffering, maar juist rust, omdat je weet wat je doet en waarom, en die helderheid geeft ruimte in je hoofd.

In een wereld vol hypes, snelle oplossingen en tegenstrijdige adviezen word jij het levende bewijs dat een simpel en logisch systeem werkt, zonder poespas, zonder extremen en zonder angst voor eten of beweging.

Dat is waar IMPACT voor staat, geen schijncontrole maar echte invloed, geen strijd tegen je lichaam maar samenwerking, gebaseerd op begrip in plaats van dwang.

Tot hier heb je geleerd hoe het systeem werkt, wat er misging, wat voeding, training, herstel en gedrag werkelijk doen, waarom motivatie niet voorafgaat aan actie maar eruit ontstaat, en hoe je consistent blijft juist wanneer het leven niet meewerkt.

Nu wordt het praktisch, want in het volgende hoofdstuk vertaal je dit naar dagelijkse keuzes, naar dagmenu's, trainingsopzet en richtlijnen die je kunt toepassen zonder nadenken, minder theorie en meer uitvoering.

Want uiteindelijk verandert er maar één ding echt, niet wat je weet, maar wat je consequent doet.

VIII

DE PRAKTIJK: VOEDING

Wat je nu weet, en wat je hiermee kunt doen

Je begrijpt nu waarom vet, en niet suiker op zichzelf, de opname van glucose belemmert, waarom buikvet geen esthetisch detail is maar een biologisch signaal, en waarom meten alleen zin heeft wanneer het gekoppeld is aan een aanpak die daadwerkelijk iets verandert, waardoor je niet langer alleen naar cijfers kijkt maar naar processen die onder de oppervlakte spelen.

En toch blijft er één logische vraag hangen, wat betekent dit concreet voor jou, morgen, aan tafel, midden in je dagelijks leven waar geen theorie bestaat maar alleen keuzes.

Het antwoord daarop is geen dieet en geen tijdelijke ingreep, maar een systeem dat aansluit op hoe je cellen werken, hoe energie wordt opgenomen en hoe je lichaam opnieuw leert samenwerken met wat je eet, zonder dat je minder hoeft te eten, strenger hoeft te worden of je leven hoeft te leiden op wilskracht, maar wel door anders te eten met begrip van wat je lichaam op dit moment nodig heeft om te herstellen.

Daarom gaat dit deel niet over regels maar over richting, niet over perfectie maar over een aanpak die verrassend eenvoudig wordt zodra je ziet waar de echte hefboom zit.

Veel mensen met diabetes eten zichzelf namelijk niet zozeer

te vol, maar te leeg, hun maaltijden vullen de maag maar voeden de cellen niet, waardoor het lichaam blijft vragen om energie ook wanneer er objectief genoeg gegeten is, met als gevolg een patroon van een vet ontbijt, een rommelige lunch, een zwaar diner en tussendoor snacks, gevolgd door vermoeidheid en onrust aan het eind van de dag, niet door gebrek aan discipline maar door gebrek aan toegang tot energie.

Zolang vet de glucoseopname belemmert, blijven cellen in de wachtstand staan, en zolang dat gebeurt blijft honger bestaan, niet omdat je te weinig eet maar omdat de combinatie niet klopt, waardoor deze aanpak niet draait om calorieën tellen maar om het herstellen van de omstandigheden waarin cellen weer open kunnen.

Door vet te beperken en juist ruimte te maken voor natuurlijke koolhydraatrijke voeding geef je het lichaam opnieuw toegang tot zijn primaire brandstof, wat in het begin misschien tegenstrijdig voelt maar vaak snel merkbaar wordt, doordat maaltijden beter verzadigen, energie stabieler blijft tussen eetmomenten, de avonddrang naar eten afneemt en bloedsuikerwaarden beginnen te zakken zonder dat er direct iets aan medicatie hoeft te veranderen.

Voeden betekent hier niet meer eten maar doelgerichter eten, je lichaam geven wat het nodig heeft om te functioneren in plaats van het voortdurend te belasten met combinaties waar het niets mee kan.

De kern is eenvoudiger dan veel mensen verwachten, het draait om het verlagen van de vetbelasting per maaltijd en het verbeteren van de glucoseopname in je spieren, zonder ingewikkelde schema's en zonder perfecte uitvoering, maar wel met begrip van waar de echte winst zit.

Koolhydraten zijn binnen dit systeem geen vijand maar brandstof, ze worden pas een probleem wanneer ze samenkomen met vet, terwijl ze zonder vet juist efficiënt kunnen worden opgenomen en energie leveren in plaats van schade, waardoor aardappelen, rijst, granen, peulvruchten en fruit niet iets zijn om te vermijden maar om te benutten, omdat ze verzadigen, herstel ondersteunen en het lichaam geven waar het daadwerkelijk iets mee kan.

Vetten vragen daarom om begrenzing, niet omdat vet slecht is maar omdat een teveel per maaltijd letterlijk de deur naar je cellen sluit, waardoor het weglaten van olie, zware sauzen en stapelingen van vetbronnen geen straf is maar ruimte creëert voor herstel.

Ook de combinatie van maaltijden speelt hierin een rol, omdat fruit het best werkt wanneer het niet vastloopt in vetrijke contexten, eiwit zijn plek krijgt zonder alles tegelijk te moeten zijn, en jij bewust kiest wat je lichaam op dat moment nodig heeft omdat je begrijpt wat er onder de motorkap gebeurt.

Misschien wel het meest onderschatte element is rust, want door te eten in drie volwaardige maaltijden per dag krijgt je lichaam de tijd om insuline te laten dalen en systemen te resetten, zonder voortdurende onderbreking en zonder eindeloze prikkels, wat geen beperking is maar herstel.

De kracht van deze aanpak zit erin dat hij ook werkt wanneer je niet alles in één keer goed doet, je hoeft morgen geen ander mens te zijn, want zolang je deze principes volgt ontstaat er verschil, soms binnen dagen en vaak binnen weken, niet omdat je jezelf uithongert maar omdat je lichaam eindelijk krijgt wat het nodig heeft.

In het volgende deel maken we dit praktisch, zichtbaar in de supermarkt, op je bord en in jouw leven met jouw voorkeuren en jouw realiteit, zodat je gaat merken dat dit systeem zich aanpast aan jou, en niet andersom.

Voeding, de basisprincipes

In het vorige hoofdstuk werd duidelijk waarom voeding bij diabetes type 2 niet draait om calorieën tellen of jezelf beheersen, maar om het herstellen van processen diep in je lichaam, processen die jarenlang zijn verstoord zonder dat iemand je ooit heeft uitgelegd wat er werkelijk gebeurde. Het gaat niet om minder eten of strenger zijn, maar om je cellen eindelijk weer geven wat ze nodig hebben om energie op te nemen en ook daadwerkelijk te gebruiken, want zolang die opname niet goed verloopt blijf je vechten tegen vermoeidheid, honger en schommelingen die niets met wilskracht te maken hebben. Dat inzicht is essentieel, maar zolang het alleen theorie blijft, verandert er in de praktijk weinig, daarom brengen we het nu terug naar de basis, naar wat je eet, hoe je dat organiseert en hoe je daar rust in creëert binnen je dagelijks leven.

Het IMPACT systeem vertrekt vanuit een voedingsaanpak die haaks staat op wat veel mensen met diabetes type 2 jarenlang hebben gehoord, niet opnieuw minder, niet opnieuw schrappen, niet opnieuw leven in angst voor koolhydraten, maar begrijpen wat voeding daadwerkelijk doet in je lichaam. Geen koolhydraatarme shakes, geen eiwitproducten met eindeloze ingrediëntenlijsten en geen vetrijke oplossingen die het probleem alleen verplaatsen van de ene plek naar de andere. In plaats daarvan werk je met voeding die je insulinegevoeligheid ondersteunt, je energieniveau stabiliseert en vooral de glucoseopname in je cellen herstelt, wat misschien technisch klinkt maar in de praktijk juist rust brengt, omdat je lichaam eindelijk weer begrijpt wat je het aanbiedt.

De kern van deze aanpak is dat koolhydraten niet worden vermeden, maar bewust worden ingezet, niet als vijand maar als brandstof. Onbewerkte, vezelrijke en vetarme koolhydraten vormen de basis van je maaltijden, denk aan aardappelen, rijst, peulvruchten, volle granen en fruit, voedingsmiddelen die niet alleen glucose leveren maar ook vezels, vocht en micronutriënten die nodig zijn om het systeem soepel te laten functioneren. Zolang je deze producten niet combineert met vetrijke componenten, kunnen ze efficiënt worden opgenomen, zonder langdurige bloedsuikerpieken en zonder een overmatige insulinebelasting die je lichaam opnieuw in de verdediging duwt.

Daarmee komen we bij een cruciaal principe dat alles samenbrengt, namelijk combinatie. Het probleem ontstaat niet door koolhydraten op zichzelf, maar door de combinatie van koolhydraten en vet binnen één maaltijd, omdat vet de glucoseopname in de cel belemmert en ervoor zorgt dat suiker langer in het bloed blijft circuleren. Door vet per maaltijd bewust laag te houden geef je je lichaam letterlijk weer toegang tot energie, niet door streng te zijn maar door helder te kiezen, want richting houden is voldoende, perfectie is niet nodig.

In de praktijk betekent dit dat je eetmomenten overzichtelijk blijven, drie volwaardige maaltijden per dag die je lichaam rust geven tussen de momenten door, zodat insuline kan dalen en herstelprocessen ruimte krijgen. Fruit eet je los, niet als toetje en niet samen met vetrijke producten, omdat het dan zijn functie als snelle en schone brandstof behoudt. Eiwit krijgt een ondersteunende rol, niet de hoofdrol, want de meeste mensen eten al meer dan genoeg eiwit zodra de basis van hun voeding klopt, en extra toevoegen levert dan geen voordeel meer op maar vaak juist extra belasting.

Zuivel vraagt in deze fase extra aandacht, omdat melk, yoghurt en kaas relatief veel verzadigd vet en dierlijke eiwitten bevatten die bij veel mensen de insulinegevoeligheid onder druk zetten. Dat maakt ze minder geschikt als dagelijkse basis, zeker in een fase waarin herstel centraal staat. Plantaardige alternatieven kunnen hier praktisch helpen, zolang ook daarbij het vetgehalte wordt meegenomen in de afweging, niet om te verbieden maar om te begrijpen waarom sommige keuzes tijdelijk beter werken dan andere.

Wat veel mensen verrast, is dat deze manier van eten geen gevoel van tekort oplevert. Integendeel, doordat je lichaam eindelijk wordt gevoed in plaats van alleen gevuld, verdwijnt veel onrust rondom eten vanzelf. Avondsnacks kunnen zelfs passen, zolang ze vetarm blijven en het systeem niet opnieuw belasten.

In de eerste weken moet je lichaam anders omgaan met deze manier van eten, vooral wanneer je jarenlang koolhydraten hebt gemeden, en dat kan onwennig voelen. Dat is geen teken dat het niet werkt, maar juist dat het systeem opnieuw leert functioneren. Wanneer je dit combineert met beweging zoals wandelen of krachttraining, versterken die signalen elkaar en zie je vaak sneller verbetering dan je vooraf durfde te verwachten.

De essentie van dit hoofdstuk is eenvoudig. Voeding is geen probleem bij diabetes type 2. Het is je krachtigste hefboom, mits je begrijpt wat er gebeurt zodra je eet. In de volgende delen maken we dit concreet, zodat je ziet hoe dit eruitziet op je bord, in de supermarkt en in jouw dagelijkse ritme, zonder ingewikkelde schema's, maar met een aanpak die je kunt blijven volhouden.

Ontbijt

Het ontbijt is voor veel mensen met diabetes type 2 het moment waarop de eerste fout van de dag al wordt gemaakt, meestal zonder dat ze het doorhebben. Niet omdat ze iets verkeerds willen doen, maar omdat ze eten wat jarenlang als normaal, gezond of logisch is gepresenteerd. Volkorenbrood met kaas, pindakaas of chocopasta bijvoorbeeld. Op papier lijkt dat een prima start van de dag. Volkoren brood, dus vezels. Beleg met eiwit of "gezonde vetten". Maar juist die combinatie is precies wat de glucose-opname in je lichaam afremt.

Brood levert koolhydraten. Kaas, pindakaas en chocopasta leveren vooral vet. En zodra je die twee samen eet, vertraag je de opname van glucose in je spier- en levercellen. Het gevolg is dat je bloedsuiker langer hoog blijft en je lichaam meer insuline nodig heeft om hetzelfde werk te doen. Dat maakt je cellen op termijn minder gevoelig, terwijl je dag net begonnen is.

Een beter ontbijt draait daarom niet om minder eten, maar om anders combineren. Volkorenbrood kan prima, zolang je het vet eruit haalt. Brood met hummus zonder olie, met banaan of met appelstroop werkt vaak verrassend goed. Geroosterd brood met een dun laagje jam, wat plakjes appel en kaneel geeft energie zonder je systeem te blokkeren. Ook volkorenbrood met banaan en kaneel, zonder margarine of olie, is voor veel mensen een stabiele start van de dag. Je merkt dat je verzadigd bent, maar niet zwaar of loom.

Hetzelfde principe zie je terug bij havermout en muesli. Veel mensen maken hun ontbijt met volle melk, noten en zaden, in de veronderstelling dat ze daarmee iets voedzaams doen. In werkelijkheid stapelen ze vetten bovenop koolhydraten, waardoor de glucose uit de havermout langzaam en onvoorspelbaar in het bloed terechtkomt. Dat leidt niet zelden tot langdurig verhoogde bloedsuikerwaarden, gevolgd door een energiedip later in de ochtend.

Een plantaardig alternatief werkt hier vaak beter. Havermout met ongezoete sojamelk, sojayoghurt of amandelmelk, gecombineerd met banaan of ander fruit, geeft energie zonder dat je cellen dichtslibben. Een kleine hoeveelheid lijnzaad kan, maar houd het bescheiden. Het doel is niet om alles toe te voegen wat gezond klinkt, maar om je lichaam weer ruimte te geven om glucose op te nemen.

Dan zijn er de klassieke ontbijtverleidingen zoals croissants en koffiebroodjes met boter. Die zijn rijk aan verzadigd vet en snelle suikers tegelijk. Dat is voor je bloedsuiker een dubbele belasting, zeker op een nuchtere maag. Als je hier toch iets van wilt behouden, kies dan bewust. Een volkoren ontbijtkoek zonder boter, of hooguit heel dun besmeerd met plantaardige boter als je merkt dat je het anders niet volhoudt, is al een grote stap vooruit.

Ook smoothies verdienen aandacht. Veel mensen drinken 's ochtends fruit gemengd met volle yoghurt en noten, omdat het snel en makkelijk is. Fruit levert inderdaad suikers, maar zodra je daar vetten aan toevoegt, rem je de opname en verleng je de bloedsuikerpiek. Een smoothie werkt beter als je hem simpel houdt. Alleen fruit, eventueel met water, fruitsap of ongezoete plantaardige melk. Een combinatie van banaan, mango en bessen is voor veel mensen goed te verdragen en geeft energie zonder nasleep.

Het ontbijt hoeft geen strijd te zijn en ook geen project. Het is een moment waarop je je lichaam een duidelijke boodschap geeft: dit is brandstof, geen blokkade. Als je dat begrijpt, merk je vaak al binnen een paar dagen dat je energie stabieler is en je minder behoefte hebt aan snacks later op de ochtend. Dat is geen toeval, maar het gevolg van een systeem dat eindelijk weer samenwerkt.

Lunch

De lunch is voor veel mensen een automatisch moment. Je eet wat je altijd eet, vaak snel, tussen afspraken door of achter je bureau. En juist daardoor sluipen hier combinaties in die je bloedsuiker structureel onder druk zetten, zonder dat het direct opvalt. Klassieke boterhammen met kaas, vleeswaren of eiersalade zijn daar een goed voorbeeld van. Het voelt vertrouwd, het vult, maar het is opnieuw diezelfde valkuil: zetmeel uit brood gecombineerd met veel dierlijk vet.

Die combinatie zorgt ervoor dat glucose traag en onregelmatig in je cellen terechtkomt. Je bloedsuiker blijft langer verhoogd, je lichaam moet meer insuline inzetten, en de energie die je verwacht na de lunch blijft vaak uit. Het bekende middagdipje is daar een logisch gevolg van, geen gebrek aan wilskracht of focus.

Een betere lunch werkt volgens hetzelfde principe als het ontbijt: koolhydraten mogen, zolang je het vet beperkt houdt. Een boterham met hummus zonder toegevoegde olie, gecombineerd met gebakken groenten of rauwkost, geeft je lichaam brandstof zonder blokkade. Je merkt dat je verzadigd bent, maar helder blijft in je hoofd. Ook andere plantaardige broodsmeersels kunnen hier prima passen, zolang ze vetarm zijn en niet leunen op olie of noten als hoofdingrediënt.

Wraps lijken op het eerste gezicht een goede keuze, maar ook daar gaat het vaak mis in de uitvoering. Een wrap met hummus, falafel of kipstukjes en een romige saus klinkt gezond, maar bevat in de praktijk veel verborgen vet. Falafel is meestal gefrituurd en sauzen zijn vaak gebaseerd op olie of mayonaise. In combinatie met de zetmeelrijke wrap leg je je glucoseverwerking opnieuw lam, zelfs als de ingrediënten los gezien niet "ongezond" lijken.

Een betere aanpak is om de wrap te gebruiken als drager van koolhydraten, niet als excuus om alles erop te leggen. Vul hem met een gewokte bonenmix, veel rauwkost, tomaat en eventueel een kleine hoeveelheid avocado, bewust beperkt. Kies voor een salsa zonder olie in plaats van romige sauzen. Zo blijft de maaltijd licht verteerbaar, voedzaam en stabiel voor je bloedsuiker.

De lunch hoeft niet ingewikkeld te zijn en zeker niet perfect. Het draait om begrijpen wat je lichaam nodig heeft halverwege de dag: energie die beschikbaar komt, geen maaltijd die je systeem afremt. Als je dat principe volgt, merk je vaak dat je na de lunch niet meer hoeft te vechten tegen vermoeidheid, maar gewoon door kunt. Dat is geen toeval, maar het effect van voeding die werkt in plaats van tegenwerkt.

Avondmaaltijd

De avondmaaltijd is voor veel mensen het zwaarste eetmoment van de dag. Niet alleen qua hoeveelheid, maar vooral qua samenstelling. Het is vaak het moment waarop traditie, comfort en gewoonte samenkomen, en juist daardoor ontstaat hier het grootste effect op je bloedsuiker en je herstelcapaciteit. Klassieke combinaties zoals aardappelen met vlees en jus voelen logisch en vertrouwd, maar ze werken fysiologisch gezien tegen je. Het vet uit vlees en jus blokkeert de opname van glucose uit de aardappelen, waardoor je cellen tijdelijk minder gevoelig worden voor insuline. Het gevolg is een trage, aanhoudende bloedsuikerstijging op een moment van de dag waarop je lichaam juist wil afronden en herstellen.

Een avondmaaltijd die wél werkt, draait dat principe om. Aardappelen blijven prima, maar combineer ze met gestoomde of gekookte groenten en een plantaardige eiwitbron, zoals een vleesvervanger met een laag vetgehalte. Let daarbij bewust op het etiket, want veel vleesvervangers lijken gezond maar bevatten alsnog veel vet. Houd als richtlijn aan dat het vetgehalte per 100 gram onder de 10 gram blijft. Op die manier geef je je lichaam brandstof zonder de glucoseverwerking te saboteren.

Ook pasta is zo'n maaltijd die vaak verkeerd wordt begrepen. Pasta met gehakt, roomsaus of kaas zorgt bijna altijd voor problemen bij mensen met diabetes type 2. De combinatie van zetmeel met dierlijk vet leidt tot een langzame maar langdurige stijging van de bloedsuiker, die vaak pas uren later zichtbaar wordt. Dat maakt het verraderlijk. Een betere aanpak is om pasta te combineren met een tomatensaus op basis van groenten, bijvoorbeeld met champignons, ui en kruiden, zonder kaas of vette sauzen. Later in het bonusgedeelte deel ik een eenvoudige, betaalbare vegan kaassaus die laag in vet is en bij veel gerechten gebruikt kan worden, zodat je niet het gevoel hebt dat je iets moet missen.

Rijstgerechten vormen een vergelijkbare valkuil. Rijst met kerriesaus, kip of kokosmelk lijkt onschuldig, maar de vetten uit kokosmelk en dierlijke producten combineren slecht met de snelle suikers uit rijst. Dit resulteert vaak in een langdurige bloedsuikerpiek en een loom gevoel na het eten. Een betere keuze is zilvervliesrijst met een groentekerrie op basis van tomaat, eventueel met een kleinere hoeveelheid magere kokosmelk als smaakdrager, niet als basis. Een andere goed werkende optie is rijst met een ruime hoeveelheid groenten, blokjes tofu en een vetvrije groentensaus. Licht, voedzaam en verrassend verzadigend.

Ook traditionele stamppotten vragen om een andere benadering. Spek en rookworst leveren veel vet en zout, wat de glucose-opname vertraagt, insulineresistentie versterkt en ontstekingsprocessen aanjaagt. Dat effect zie je niet altijd direct, maar het werkt wel door in je nachtelijke bloedsuiker en je herstel. Door te kiezen voor een stamppot zonder vette jus, eventueel een light variant, en een magere vleesvervanger, behoud je het comfort van de maaltijd zonder je systeem onder druk te zetten.

De kern van de avondmaaltijd is niet dat je minder moet eten of jezelf moet beperken, maar dat je bewuster combineert. Je lichaam is aan het einde van de dag gevoeliger voor vetbelasting, terwijl het juist baat heeft bij rust en voorspelbaarheid. Als je die logica volgt, merk je vaak dat je na het eten minder zwaar voelt, beter slaapt en de volgende ochtend met stabielere waarden wakker wordt. Dat is geen toeval, maar het resultaat van maaltijden die je lichaam helpen afronden in plaats van overbelasten.

Avondsnacks

De avond is voor veel mensen het lastigste moment van de dag. Niet omdat er echte honger is, maar omdat vermoeidheid, ontspanning en gewoonte samenkomen. Juist dan grijpen veel mensen automatisch naar snacks, vaak zonder zich af te vragen wat dat doet met hun lichaam. Chips, borrelnootjes en vergelijkbare snacks lijken onschuldig, maar ze combineren geraffineerde koolhydraten met veel vet. Dat is precies de combinatie die zorgt voor onrustige bloedsuikers, een verstoorde insulinewerking en een lichaam dat 's nachts niet tot rust komt.

Een avond snacken hoeft echter geen probleem te zijn, zolang je begrijpt wat je doet en waarom. Popcorn zonder olie is bijvoorbeeld een prima optie, omdat het weinig vet bevat en toch volume geeft. Noten lijken ook gezond, maar zijn voor veel mensen een valkuil. Niet omdat ze slecht zijn, maar omdat ze energiedicht zijn en snel te veel worden gegeten. Als je merkt dat een handje nooit een handje blijft, is het verstandiger om noten helemaal te laten liggen en ze alleen als kleine toevoeging bij een maaltijd te gebruiken.

Ook de klassieke cracker met kaas of filet americain werkt in de avond tegen je. De combinatie van zetmeel met een vetrijke topping zorgt voor trage, langdurige bloedsuikerpieken die vaak pas later op de avond zichtbaar worden. Dat maakt ze verraderlijk. Een betere keuze is een volkoren cracker of toast met hummus of een ander mager plantaardig smeersel, eventueel aangevuld met geprakte tomaat of wat plakjes komkommer. Dat geeft smaak en structuur, zonder je systeem te belasten.

Kaasblokjes, toastjes met brie of smeerkaas zijn misschien gezellig bij de televisie, maar fysiologisch gezien een slechte combinatie van veel vet, zout en snelle koolhydraten. Wie toch iets wil knabbelen, kan beter kiezen voor komkommerschijfjes met hummus of tomatensalsa. Een andere fijne optie zijn geroosterde kikkererwten, droog bereid zonder olie. Ze geven een knapperig gevoel, zonder de vetbelasting die je herstel in de weg zit.

Notenmixen verdienen nog een aparte vermelding. Ze worden vaak gepresenteerd als gezonde snack, maar bij diabetes type 2 telt vetinname zwaar. In combinatie met koolhydraten vertragen noten de glucose-opname en houden ze je bloedsuiker langer verhoogd. Gebruik noten daarom liever functioneel, bijvoorbeeld één eetlepel als topping bij een maaltijd, en niet als losse avondsnack.

Toetjes

Ook toetjes verdienen aandacht, juist omdat ze vaak worden gezien als onschuldig of verdiend. Roomijs, chocoladetoetjes, volle kwark, volle vla en yoghurt combineren suiker met vet. Dat zorgt eerst voor een ogenschijnlijk rustige reactie, gevolgd door een sterke piek later op de avond of zelfs 's nachts. Voor je insulinegevoeligheid is dat een van de ongunstigste scenario's.

Wie toch iets zoets wil, kan beter kiezen voor sojayoghurt, kwark of andere toetjes op basis van soja zonder toegevoegde suiker, gecombineerd met fruit. Dat geeft voldoening, zonder het vet dat de glucoseverwerking belemmert. Plantaardig ijs met een laag vetgehalte kan ook een optie zijn, mits het echt vetarm is en niet wordt gezien als iets wat elke avond moet.

De kern is simpel. Avondsnacks zijn geen probleem zolang ze je lichaam helpen afronden in plaats van ontregelen. De avond is geen moment om je systeem opnieuw te belasten, maar om rust te creëren. Als je dat uitgangspunt vasthoudt, merk je dat snacken geen strijd meer is, maar een bewuste keuze die past bij het ritme dat je aan het opbouwen bent.

Tussendoortjes (Ochtend en Middag)

Fruit speelt binnen dit systeem een duidelijke en functionele rol. Niet als zoethoudertje of als 'iets gezonds tussendoor', maar als een gerichte manier om je lichaam van snel beschikbare, vetarme energie te voorzien op momenten waarop dat logisch is. Als tussendoortje in de ochtend of middag werkt fruit uitstekend, juist omdat het licht verteerbaar is en je bloedsuiker doorgaans minder belast dan veel andere snacks die vet en suiker combineren.

Ook rondom beweging kan fruit een praktische keuze zijn. Wanneer er meer dan twee uur zit tussen je laatste maaltijd en je trainingsmoment, kan fruit tot ongeveer dertig minuten voor het sporten helpen om je energieniveau op peil te brengen zonder dat je spijsvertering wordt belast. Je lichaam krijgt glucose die snel beschikbaar is, terwijl je spieren daar direct iets mee kunnen doen.

Daarnaast kan fruit ook dienen als ontbijt, zeker voor mensen die naast het verbeteren van hun bloedsuikerwaarden ook willen versnellen in vetverlies. In dat geval biedt fruit een eenvoudige, koolhydraatrijke start van de dag, zonder de vetten en zware eiwitten die de opname van glucose kunnen vertragen. Voor sommige mensen voelt dit verrassend prettig. Ze ervaren meer helderheid in het hoofd, een lichter gevoel in de maag en een stabieler energieniveau in de ochtenduren.

Dit type ontbijt past vooral goed bij mensen die zich 's ochtends graag licht en energiek voelen, moeite hebben met zware of vetrijke ontbijten, of bewust hun vetpercentage willen verlagen om de insulinegevoeligheid sneller te verbeteren. In die context werkt fruit niet als snelle suiker, maar als gerichte brandstof die het systeem ondersteunt.

Tegelijkertijd is het belangrijk om realistisch te blijven. Niet ieder lichaam reageert hetzelfde. Voor sommige mensen werkt een volledig fruitontbijt minder goed. Bijvoorbeeld wanneer je merkt dat je na een fruitmaaltijd snel weer trek krijgt en daardoor later op de dag geneigd bent om te veel te eten. Ook mensen die gevoelig zijn voor het stapelen van snelle suikers, of die juist baat hebben bij een langere verzadiging, kunnen merken dat een ontbijt met extra vezels uit volkoren granen of peulvruchten beter past.

Dat is geen probleem, maar een signaal. Het doel is niet om fruit koste wat kost te forceren, maar om te observeren hoe jouw lichaam reageert. Fruit is een krachtig hulpmiddel, mits je het inzet op momenten waarop het jouw energie, verzadiging en bloedsuikerregulatie daadwerkelijk ondersteunt.

Plantaardige voeding: logisch of radicaal?

Je hoeft niets in één keer om te gooien en dat is ook precies niet de bedoeling, want zodra verandering voelt als een sprong in het diepe, gaat het lichaam in de weerstand en haakt het hoofd af. Maar wanneer je merkt dat je voeding je structureel tegenwerkt, dat je bloedsuiker blijft schommelen of dat je energie ondanks alle goede bedoelingen laag blijft, dan is het verstandig om niet nóg harder je best te doen, maar juist rustiger te kijken waar de echte winst zit, want die zit bijna nooit in meer moeite maar vrijwel altijd in betere richting.

Die winst vind je zelden in extra supplementen en ook niet in steeds strengere regels of nieuwe verboden, want hoe strakker het kader wordt, hoe groter de spanning in je systeem. In de praktijk zie ik keer op keer dat de grootste vooruitgang ontstaat wanneer mensen twee dingen aanpassen, minder vet en meer natuurlijke plantaardige voeding, niet omdat dat hip is, maar omdat het fysiologisch logisch is en het lichaam daarmee eindelijk ruimte krijgt om te doen waarvoor het gemaakt is.

Voor veel mensen roept dat direct het woord vegan op en daarmee ook weerstand, alsof je ineens een identiteit moet aannemen waar je nooit om gevraagd hebt, maar zo kijk ik er niet naar en zo hoef jij er ook niet naar te kijken. Plantaardig eten is geen overtuiging en geen morele keuze, het is simpelweg een praktische manier om de belasting op je stofwisseling te verlagen zodat glucose weer zijn weg naar de cel kan vinden zonder voortdurend tegen vet aan te botsen.

Daarom kijk ik bij mijn klanten niet naar labels of principes, maar stel ik drie nuchtere vragen die alles zeggen. Gaat je vetinname omlaag. Word je minder afhankelijk van producten die je bloedsuiker ontregelen. En krijgen je cellen eindelijk weer de kans om energie op te nemen zonder blokkade. Als het antwoord daarop ja is, dan maakt het mij weinig uit wat er precies op het etiket staat, want het effect telt, niet het verhaal eromheen.

En precies dat gebeurt bijna vanzelf wanneer je vaker kiest voor voeding die vezelrijk is, laag in vet en rijk aan complexe koolhydraten, voeding die niet ingewikkeld is en ook niet exotisch hoeft te zijn. Rijst, aardappelen, fruit, volkorenbrood, havermout, groenten, bonen en linzen, geen trends, geen superfoods, gewoon eten dat al generaties bestaat en dat het lichaam herkent als brandstof in plaats van belasting.

Veel mensen merken al duidelijke verbetering wanneer ze grofweg zeventig procent plantaardig gaan eten, zonder perfectie en zonder strak regime, want alles wat lukt werkt al in je voordeel. Dat is ook precies waarom ik niemand dwing om in één keer alles dierlijks te schrappen, want gedragsverandering werkt niet via dwang maar via vertrouwen, en vertrouwen groeit alleen wanneer het lichaam positieve signalen begint terug te geven.

Wat ik wél altijd doe, is mensen uitnodigen om eerlijk te kijken naar hun huidige patroon, niet met oordeel maar met nieuwsgierigheid. Hoe vaak eet je zuivel, vlees, kaas of eieren, hoeveel vet stapelt zich daardoor ongemerkt op, en misschien nog belangrijker, hoe voel jij je daarna echt, lichter en helder of juist vol, loom en sneller moe. Die ervaring liegt zelden.

Wanneer je besluit een stap verder te zetten, is het belangrijk dat je weet waar je op let, want plantaardig eten is geen garantie op gezondheid als het gedachteloos gebeurt. Niet alles wat plantaardig heet is automatisch helpend, sommige vleesvervangers zijn nog steeds vet en zwaar bewerkt, daarom leer ik mensen etiketten lezen en vooral letten op vetgehalte en eenvoud. Producten op basis van tofu, tempeh of peulvruchten met korte ingrediëntenlijsten zijn meestal een veilige keuze, en de kwaliteit daarvan is de afgelopen jaren sterk verbeterd, iets wat ik in de bonusmodule verder concreet laat zien.

Eet je langere tijd weinig tot geen dierlijke producten, dan is vitamine B12 geen discussie maar gewoon logisch onderhoud, net zoals je olie bijvult in een auto zonder daar een moreel verhaal van te maken. Eén supplement per week is voor de meeste mensen al voldoende en voorkomt dat iets simpels later onnodig ingewikkeld wordt.

Ook plantaardige zuivel is inmiddels overal verkrijgbaar, van sojamelk tot havermelk en ongezoete amandelvarianten, waarbij het vooral draait om vetarm kiezen en letten op verrijking met calcium en B12. Ze passen prima in havermout, bij ontbijt of als vervanging van yoghurt, zonder de vetbelasting die dierlijke varianten vaak met zich meebrengen.

Plantaardig broodbeleg is allang geen niche meer, supermarkten breiden het aanbod snel uit en vaak zijn de simpelste keuzes het meest effectief. Hummus zonder olie, groentespreads, fruitbeleg, appelstroop, plakjes banaan of peer, het is allemaal toegankelijker dan mensen vooraf denken. Zelf houd ik het graag eenvoudig, geroosterd volkorenbrood met een dun laagje jam, plakjes appel en wat kaneel, geen magie, gewoon logisch eten waar je lichaam iets mee kan.

Het punt is dit, je hoeft niets te forceren en je hoeft nergens in te geloven. Jij bepaalt het tempo en elke stap richting minder vet en meer plantaardig eten is winst, voor je bloedsuiker, voor je buikvet en voor je energie. Niet omdat je streng wordt, maar omdat je lichaam eindelijk minder tegenwerking ervaart.

In het volgende deel laat ik je zien hoe je dit samenbrengt in maaltijden die werken en welke combinaties je beter kunt laten liggen, niet als goed of fout, maar als praktische leidraad zodat jij keuzes maakt die passen bij jouw lijf en jouw leven.

Vleesvervangers kiezen zonder gedoe

Je hoeft niemand meer uit te leggen wat een vleesvervanger is, elke supermarkt ligt er inmiddels vol mee en dat maakt de keuze niet makkelijker maar juist lastiger, want waar je vroeger moest zoeken naar iets plantaardigs, moet je nu vooral leren selecteren. Van rul gehakt tot kipstukjes en van shoarma tot balletjes, het aanbod is groot en de prijs is allang geen struikelblok meer, vaak zijn deze producten net zo duur of zelfs goedkoper dan vlees, terwijl je tegelijk geen cholesterol binnenkrijgt, geen verzadigd dierlijk vet en wél eiwit waar je lichaam iets mee kan.

En precies daar ontstaat het probleem, niet door een tekort aan opties maar door een overschot, want als alles er gezond uitziet en plantaardig klinkt, hoe weet je dan wat je helpt en wat vooral slim verpakte rommel is die je bloedsuiker alsnog tegenwerkt.

Het antwoord is eenvoudiger dan veel mensen denken, je hoeft geen voedingsdeskundige te worden en je hoeft ook geen lijstjes te onthouden, je hoeft alleen het etiket te leren lezen en dat op een rustige manier, zonder paniek en zonder perfectionisme.

Er zijn twee richtlijnen die je bijna al het denkwerk uit handen nemen, kies vleesvervangers met minder dan tien gram vet per honderd gram en met minimaal veertien gram eiwit per honderd gram, pas je alleen dit toe dan filter je automatisch het grootste deel van de producten eruit die je systeem onnodig belasten en je energie ondermijnen.

Binnen die categorie zijn er inmiddels verrassend veel goede opties te vinden, rul gehakt, kipstukjes, shoarmareepjes, wokblokjes, tofu en tempeh die eiwitrijk zijn en tegelijk laag in vet, zonder dat je iets hoeft in te leveren op gemak of smaak. Dat zeg ik niet vanuit theorie maar vanuit ervaring, ik eet al meer dan tien jaar geen vlees en heb gezien hoe groot het verschil is geworden, waar het vroeger zoeken en aanpassen was, is het nu vooral kiezen.

Dat betekent niet dat alles wat plantaardig is automatisch past binnen jouw doel, vooral burgers, worsten en falafel bevatten vaak ongemerkt veel vet en dat vet is misschien plantaardig, maar voor je glucosehuishouding maakt dat weinig verschil, vet blijft vet en in combinatie met koolhydraten kan het de opname van glucose vertragen.

Daar zit ook meteen de nuance die veel mensen missen, een vettere vleesvervanger is geen probleem zolang je begrijpt hoe je hem combineert. Eet je een vetrijkere burger of falafel, dan is het logisch om je koolhydraten in die maaltijd iets terug te brengen en te kiezen voor meer groenten en minder brood of pasta. Gebruik je juist een vetarme vleesvervanger zoals rul gehakt of kipstukjes, dan kun je ruimer zijn met rijst, aardappelen, couscous of peulvruchten, waardoor je energie stabiel blijft en je bloedsuiker rustiger reageert.

Hetzelfde principe geldt bij sociale momenten zoals een barbecue, vaak het punt waarop mensen denken dat alles ontspoort terwijl het probleem meestal niet zwakte is maar onvoorbereid zijn. Neem je eigen plantaardige spiesjes mee met groenten en tofu of tempeh, zet een schaal bonensalade of couscous op tafel en kies één vleesvervanger die je echt lekker vindt in plaats van van alles wat. Laat zware sauzen grotendeels staan en gebruik hummus, mosterd of tomatensalsa als smaakmaker, en als jij degene bent die organiseert, zorg dan voor simpele opties waarbij groente en koolhydraten vanzelf een plek krijgen, je zult merken dat vlees dan ineens niet meer het middelpunt hoeft te zijn.

Waarom dit allemaal zo belangrijk is, heeft niets te maken met streng zijn of alles perfect willen doen, het gaat om het bouwen van een systeem waarin de juiste keuze automatisch de makkelijke keuze wordt. Zodra je weet waar je op let, verdwijnt twijfel, je hoeft niet meer te compenseren en je hoeft jezelf niets te verbieden.

Smaak blijft persoonlijk en structuur moet je zelf ontdekken, daarom werkt het het best wanneer je begint met één of twee producten die qua samenstelling kloppen en die je gebruikt in gerechten die je al kent. Geef jezelf tijd, want wat in het begin voelt als een vervanger, wordt later gewoon normaal eten waar je niet meer over nadenkt.

Zonder schuldgevoel, zonder strijd en zonder dat voeding een project wordt.

De vraag is dus niet of vleesvervangers passen binnen een gezonde leefstijl, de vraag is of jij bereid bent om het etiket echt te lezen in plaats van automatisch te pakken wat vooraan ligt, want precies dat kleine stukje verantwoordelijkheid maakt het verschil tussen blijven zoeken en eindelijk rust krijgen in je keuzes.

Sneller Afslanken? Gebruik deze tips!

Voor de meeste mensen met diabetes type 2 draait het verbeteren van de bloedsuikerwaarden niet om één los getal op de meter, omdat er vrijwel altijd meer speelt dan wat je op dat moment ziet verschijnen, want vaak is de buikomvang toegenomen, staan de gewrichten extra onder druk en voelt het lichaam zwaarder aan dan logisch zou zijn, waardoor bewegen lastiger wordt, herstel trager verloopt en het hele systeem steeds minder soepel reageert.

Die extra vetmassa zit niet alleen letterlijk in de weg bij dagelijkse beweging, maar werkt ook op de achtergrond tegen, omdat zij het vermogen van het lichaam om opnieuw gevoelig te worden voor insuline belemmert, waardoor herstel steeds opnieuw wordt vertraagd en het gevoel ontstaat dat je hard werkt zonder dat het lichaam echt meewerkt.

Juist daarom groeit bij veel mensen de wens om lichaamsvet kwijt te raken, niet vanuit haast of ongeduld, maar vanuit het besef dat het lichaam anders blijft tegenwerken, hoe goed de intenties ook zijn, en dat vraagt niet om strenger eten of een nieuw dieet, maar om beter leren kijken naar wat het lichaam daadwerkelijk laat zien.

Daarbij is één inzicht essentieel, namelijk dat iedereen na het eten van koolhydraten of suikers een stijging ziet op de glucosemeter, ongeacht of iemand diabetes type 2 heeft of niet, want die stijging is geen fout en geen teken dat er iets misgaat, maar een normale fysiologische reactie op voeding.

Het verschil zit niet in dát de bloedsuiker stijgt, maar in wat er daarna gebeurt, en vooral in hoe snel de waarde weer terugzakt richting normaal, omdat een lichaam dat gevoelig is voor insuline dit relatief vlot doet, terwijl een lichaam dat daar moeite mee heeft merkbaar langer nodig heeft, niet omdat koolhydraten verkeerd zijn, maar omdat het systeem trager reageert.

Precies daar speelt vet een grotere rol dan veel mensen zich realiseren, omdat een vetrijke maaltijd ervoor zorgt dat glucose langer in het bloed aanwezig blijft, niet doordat suiker het probleem is, maar doordat vet de opname vertraagt, waardoor het lichaam de suikers minder makkelijk uit het bloed kan verwerken en de glucosemeter langer verhoogd blijft.

Dat maakt meten geen vijand, maar een aanwijzer, niet om te controleren of jezelf af te rekenen, maar om te begrijpen wat er gebeurt, omdat je niet alleen ziet wat je eet, maar vooral hoe jouw lichaam daarop reageert, en juist die reactie laat zien of het systeem vooruitgaat of blijft hangen.

Wanneer gewichtsverlies gewenst is, wordt meten daarom waardevoller, niet uit obsessie, maar uit nieuwsgierigheid, omdat je patronen gaat herkennen, ziet welke maaltijden snel dalen en welke blijven hangen, en vaak al binnen een week merkt dat het lichaam soepeler begint te reageren, met kortere pieken, snellere dalingen en minder stroef energieverbruik.

De insulinegevoeligheid begint zich dan langzaam te herstellen, niet doordat je harder je best doet, maar omdat het lichaam eindelijk ruimte krijgt, en precies daarom volgt iemand die wil afvallen geen streng dieet, zeker niet wanneer het gaat om tien kilo of meer, want dat vraagt tijd, rust en een andere manier van kijken.

Wie te snel resultaat verwacht, raakt vrijwel altijd teleurgesteld, niet omdat het lichaam faalt, maar omdat de verwachting niet past bij het proces, waardoor na enkele weken twijfel ontstaat en mensen opnieuw afhaken, vaak moe van alweer een poging die meer kostte dan opleverde.

Het stappenplan zorgt al voor minder energie-inname, niet door beperking, maar door structuur en overzicht, en wat hieraan wordt toegevoegd is slechts een lichte versnelling, geen extra druk en geen nieuwe regels, maar een manier om het lichaam tijdelijk wat meer ruimte te geven.

Zie dit zoals mijn IMPACT systeem bedoeld is, niet als een tijdelijk project dat je even oppakt, maar als een leefstijlaanpassing die je stap voor stap toepast in een tempo dat het lichaam kan volgen zonder in verzet te komen, want juist dat tempo maakt het verschil tussen volhouden en opnieuw stoppen, niet sneller, maar slimmer.

Een eerste mogelijkheid ligt in de ochtend, wanneer je de eerste uren licht houdt zodat het lichaam ruimte krijgt om vet vrij te maken zonder dat de bloedsuiker onder druk komt te staan, wat concreet betekent dat je tot de lunch fruit eet in zijn natuurlijke vorm, zonder sappen, zonder smoothies en zonder combinaties.

Gewoon fruit zoals het groeit, kiezen wat je lekker vindt en eten tot je verzadigd bent, en ontstaat er later opnieuw trek, dan eet je opnieuw fruit, zonder berekening en zonder beperking, omdat de eenvoud hier juist de kracht is en het lichaam dit signaal direct begrijpt.

Fruit bevat weinig energie per hap, veel water en veel vezels, waardoor het snelle energie geeft zonder zware belasting, de spijsvertering rustig blijft, de glucose wel stijgt maar ook weer vlot daalt, en de lunch niet meer begint vanuit extreme honger.

In de middag kan hetzelfde principe helpen wanneer de trek terugkomt, waarbij je bewust kiest voor iets lichts in plaats van iets snels, zoals fruit of rauwkost, niet om jezelf vol te eten, maar om rust te bewaren en te voorkomen dat je bij het avondeten doorschiet.

De warme maaltijd hoeft daarbij geen apart project te worden en hoeft ook niet los te staan van wat de rest van het gezin eet, omdat het doel niet is om anders te leven dan je omgeving, maar om kleine aanpassingen te maken die het lichaam helpen zonder het sociale moment te verstoren.

Je hoeft geen aparte pannen te gebruiken, geen speciale producten te kopen en jezelf niet buiten het eetmoment te plaatsen, omdat het systeem bewust simpel blijft, met slechts enkele heldere uitgangspunten, namelijk dat de maaltijd vetarm wordt gehouden en dat boter, room, jus en witte sauzen worden weggelaten.

Rode sauzen zoals tomatensaus passen prima, omdat ze nauwelijks vet bevatten, en daarmee verdwijnt al een groot deel van de belasting die normaal zorgt voor een trage daling van de bloedsuiker na de maaltijd.

Daarnaast schep je één bord op, niet vanuit beperking, maar vanuit structuur, omdat herhaling vaak automatisch gebeurt zonder dat het lichaam daar werkelijk om vraagt, en juist dat ene bord zorgt voor duidelijkheid richting het systeem, waardoor de verwerking kan beginnen in plaats van steeds opnieuw te moeten reageren.

Ook een toetje hoeft niet te verdwijnen, zolang het vetarm blijft en niet meer dan vijf gram vet per portie bevat, omdat juist vet de verwerking van suikers vertraagt en de glucose langer verhoogd houdt, waardoor een vetarm toetje prima binnen het systeem past, niet als beloning, maar als normaal onderdeel van de maaltijd.

Je eet mee, je doet mee, en je hoeft niets uit te leggen, niet aan anderen en niet aan jezelf, omdat eten geen strijd hoeft te worden binnen het gezin en je met een paar gerichte keuzes gewoon aan dezelfde tafel kunt blijven zitten.

Juist doordat de aanpassing klein blijft, blijft het gedrag herhaalbaar, het lichaam krijgt minder vet te verwerken, de bloedsuiker daalt sneller na de maaltijd en de insulinegevoeligheid krijgt opnieuw ruimte om te herstellen, niet door perfect te eten, maar door het systeem elke dag een beetje te helpen.

En precies dat maakt deze aanpak geen dieet, maar een leefstijl die past binnen een normaal leven, waarin hulpmiddelen ingezet mogen worden wanneer versnelling nodig is en weer losgelaten kunnen worden zodra het lichaam beter reageert, omdat uiteindelijk niet harder werken het verschil maakt, maar beter afstemmen. Hoe veiliger en rustiger het lichaam zich voelt, hoe makkelijker het vet loslaat, en voor mensen met diabetes type 2 geldt uiteindelijk iets heel eenvoudigs, er valt niets te verliezen, behalve ongezond lichaamsvet.

IX

DE PRAKTIJK: BEWEGING

Zo ga je bewegen voor de meeste IMPACT

Je hebt inmiddels gezien wat voeding doet met je cellen, hoe minder vet en juist meer koolhydraatrijke en vezelrijke voeding je bloedsuiker kan stabiliseren en je lichaam opnieuw ruimte geeft om energie te gebruiken in plaats van die voortdurend op te slaan, maar daar stopt het verhaal niet, want voeding vormt slechts één helft van het geheel en beweging is de andere kant van dezelfde medaille.

Met beweging bedoel ik niet nog meer stappen zetten dan je al doet, niet extra rondjes lopen om het idee te hebben dat je iets gedaan hebt en ook niet jezelf bezighouden om het bezighouden, maar het activeren van je spieren op een gerichte en bewuste manier, met een duidelijke bedoeling, omdat spieren de plek zijn waar glucose uiteindelijk hoort te eindigen, en hoe actiever en sterker die spieren worden, hoe gevoeliger ze reageren op insuline en hoe minder suiker in je bloed blijft rondzweven zonder bestemming.

Dat vraagt geen vijf trainingen per week en geen strak sportschema waar je leven omheen moet worden gebouwd, sterker nog, voor veel mensen werkt dat juist averechts, omdat het lichaam geen baat heeft bij constante prikkels maar bij één duidelijke prikkel die serieus genoeg is om iets in gang te zetten, gevolgd door voldoende hersteltijd waarin het systeem daadwerkelijk kan reageren en zich kan aanpassen.

Binnen IMPACT is daarom één krachttraining per week voldoende, mits je die training ook echt als training benadert, niet als bezigheidstherapie maar als een moment waarop je je lichaam bewust uitdaagt, waarna je het met rust laat zodat het sterker kan terugkomen, want dat is hoe het lichaam leert en verandert.

Rond beweging bij diabetes type 2 bestaat veel verwarring, de één roept dat je elke dag moet wandelen, de ander zweert bij cardio, weer een ander zegt dat je alles moet combineren om resultaat te boeken, kracht, conditie, balans en mobiliteit tegelijk, en op papier klinkt dat logisch, maar in de praktijk zorgt het bij mensen met een druk leven en een lichaam dat al jaren compenseert vooral voor vermoeidheid, frustratie en uiteindelijk afhaken.

Wat wél klopt, is dit: je lichaam heeft geen voortdurende prikkels nodig, maar een duidelijke prikkel die helder genoeg is om een reactie uit te lokken, want vetverlies ontstaat niet doordat je uren beweegt, maar doordat spiercellen opnieuw actief glucose gaan opnemen, en dat vraagt geen hoeveelheid, maar kwaliteit, niet meer doen, maar het juiste doen.

Daarbij speelt iets mee wat vaak wordt onderschat, namelijk dat vrijwel iedereen boven de veertig langzaam spiermassa verliest wanneer er niet gericht getraind wordt, niet omdat je lui bent of iets fout doet, maar omdat het lichaam simpelweg geen reden meer ziet om die spiermassa te behouden, en dat verlies heeft gevolgen die je dagelijks merkt, zoals trager herstel, instabielere bloedsuikers en het gevoel dat alles net wat meer moeite kost dan vroeger.

Spiermassa is daarom geen luxe en geen esthetisch detail,

maar een vorm van bescherming, een buffer die je helpt om energie beter te reguleren, stabieler te functioneren en fysiek veerkrachtiger te blijven, juist wanneer het lichaam al jarenlang onder druk heeft gestaan.

De aanpak binnen IMPACT is daarom bewust eenvoudig gehouden, één keer per week train je met gewichten, vijf gerichte oefeningen die samen het hele lichaam aanspreken, waarbij je per oefening één echte werkset uitvoert, en die set breng je tot het punt waarop je technisch geen correcte herhaling meer kunt maken, wat we spierfalen noemen, niet dramatisch, niet gevaarlijk, maar gecontroleerd en doelgericht.

Daarna stop je, niet omdat je niet meer zou kunnen, maar omdat de prikkel is afgegeven en het werk vanaf dat moment door je lichaam moet worden gedaan, in de dagen erna, tijdens herstel, slaap en voeding. Wat je daarvan merkt, is dat je sterker wordt zonder leeg te lopen, dat je bloedsuiker gunstiger reageert omdat spiercellen actiever worden, dat je metabolisme een impuls krijgt zonder dat je jezelf hoeft af te beulen, en misschien wel het belangrijkste, dat je motivatie intact blijft omdat je vooruitgang voelt in plaats van alleen maar vermoeid raakt.

In de praktijk zal geen enkele training perfect verlopen, soms is een toestel bezet, soms moet je schakelen of een andere volgorde kiezen, en dat is geen probleem, want de volgorde van oefeningen is minder belangrijk dan de focus waarmee je traint en de intentie die je meeneemt, en als iets bezet is kies je een alternatief, duurt het langer dan verwacht dan pas je je aan, omdat ideale omstandigheden simpelweg niet bestaan.

Zolang je blijft streven naar progressie zit je goed, en die progressie hoeft niet spectaculair te zijn, soms is het één herhaling extra, soms iets meer controle, soms een klein beetje meer gewicht, want krachttraining draait niet om perfectie maar om vooruitgang.

En precies daar zit de kracht van deze aanpak, de lat ligt niet bij foutloos trainen, maar bij ontwikkeling, niet bij hoeveel je doet, maar bij wat het met je lichaam doet, en dát is bewegen binnen IMPACT, rustig, doelgericht en afgestemd op wat jouw lichaam nodig heeft om te herstellen, sterker te worden en stap voor stap te veranderen.

Trainen in de sportschool is vaak de betere keuze

Laten we het eens hebben over de sportschool, want voor veel mensen boven de veertig, en zeker voor mensen met diabetes type 2, roept die plek nog altijd weerstand op, niet omdat ze niet wíllen bewegen, maar omdat het beeld hardnekkig blijft hangen van spiegels, ego, harde muziek en mensen die daar lijken te horen terwijl jij het gevoel hebt dat je er eigenlijk niet past.

Dat beeld zorgt ervoor dat de sportschool iets wordt waar je omheen loopt, terwijl je jezelf vertelt dat thuis trainen of wat extra wandelen ook wel voldoende zal zijn, wat begrijpelijk klinkt, maar eerlijk is eerlijk zelden de beste keuze blijkt, zeker niet wanneer je lichaam al jaren moeite heeft met energie verwerken, spiermassa behouden en herstellen.

Het grote verschil tussen thuis trainen en trainen in de sportschool zit niet in motivatie, maar in mogelijkheden, want thuis werk je met wat er is, een paar dumbbells, een elastiek, een matje, misschien een filmpje op een scherm, wat prima kan zijn om te beginnen, maar vroeg of laat loop je tegen een plafond aan dat je niet kunt negeren, omdat de weerstand beperkt blijft, de prikkel te mild wordt en het steeds lastiger wordt om je spieren écht uit te dagen zonder te compenseren of half werk te leveren.

Je beweegt wel, maar je traint niet meer, en zonder duidelijke prikkel heeft het lichaam geen enkele reden om sterker te worden.

In de sportschool ligt dat fundamenteel anders, omdat je daar toegang hebt tot apparaten die speciaal zijn ontworpen om spieren veilig, gecontroleerd en gericht te belasten, waarbij je exact kunt doseren hoeveel weerstand je gebruikt, spiergroepen kunt aanspreken die je thuis nauwelijks goed raakt en kunt trainen tot het punt waarop de spier daadwerkelijk leeg is, zonder dat je gewrichten of techniek het eerst begeven.

Dat verschil is cruciaal, want het bepaalt of je bezig bent of daadwerkelijk aanpast.

Maar er speelt nog iets anders mee dat vaak wordt onderschat, namelijk de omgeving zelf, want een sportschool dwingt focus af op een manier die thuis vrijwel onmogelijk is, omdat zodra je binnenstapt de context verandert, je niet meer tussen de afleiding, de agenda, de rommel en de halve aandacht zit, maar op een plek bent waar één ding de bedoeling is, werken aan je lichaam.

Dat werkt mentaal door, want zien sporten doet sporten, niet vanuit vergelijking, maar omdat je brein begrijpt dat hier iets van je wordt gevraagd, dat dit een plek is waar inspanning normaal is en waar je even niets anders hoeft te zijn dan iemand die zijn lichaam serieus neemt.

Veel mensen laten zich tegenhouden door het idee dat iedereen kijkt, dat je beoordeeld wordt of dat je niet voldoet aan een bepaald plaatje, terwijl de realiteit een stuk eenvoudiger is, omdat de meeste mensen vooral bezig zijn met zichzelf, hun ademhaling, hun set, hun eigen hoofd, en nauwelijks tijd of interesse hebben om zich met jou bezig te houden.

En ja, trainen maakt je een beetje ijdel, maar dat is geen zwakte, dat is een teken dat je jezelf serieus neemt, dat je investeert in je lichaam, je gezondheid en je toekomst, want vanaf het moment dat je traint ben je geen buitenstaander meer, maar iemand die verantwoordelijkheid neemt.

Kijk je naar plekken als Loma Linda, een van de zogenoemde Blue Zones waar mensen opvallend vitaal oud worden, dan zie je dat krachttraining daar geen egoverhaal is, maar een verlengstuk van zelfstandigheid, mensen trainen niet om er beter uit te zien, maar om op hun tachtigste nog zelf de trap op te kunnen, hun boodschappen te dragen en onafhankelijk te blijven, en precies dat perspectief missen we hier vaak.

En dan komt het confronterende deel, want wanneer je diabetes type 2 hebt, heb je eigenlijk niet meer de luxe om beweging vrijblijvend te benaderen, niet om steeds voor comfort te kiezen en niet om te zeggen dat krachttraining simpelweg niet jouw ding is, omdat juist het comfortabele leven, het vermijden van fysieke prikkels en het uitstellen van echte inspanning je lichaam hebben gebracht waar het nu staat.

Dat is geen verwijt, maar wel een realiteit.

De sportschool is geen straf en geen verplicht nummer, maar een investering, in spiermassa, in bloedsuikerregulatie, in mobiliteit en in autonomie, waarbij elke training een stem is op de persoon die je wilt worden, en in een wereld waarin we steeds ouder worden maar steeds eerder kwetsbaar, is krachttraining geen luxe meer, maar noodzaak.

Je hoeft er niet van te houden, je hoeft alleen te begrijpen waarom het nodig is, en als je een sportschool kiest neem dan de tijd, praat met de begeleiding, laat uitleggen hoe apparaten werken en hoe je veilig traint, en voelt het niet goed of klopt de sfeer niet, zoek dan verder, want een goede gym herken je vaak al aan hoe ze communiceren en hoe laagdrempelig ze mensen benaderen.

Sterk worden is geen hobby meer, het is een vorm van zelfzorg, en de beste plek om daaraan te bouwen is de sportschool.

Krachttraining, zo ga je het doen

Als je dit goed aanpakt, heb je geen ingewikkeld trainingsschema nodig. Geen apps die je tijdens het trainen uit je focus trekken, geen supersets, geen slimme trucjes of fitnessjargon dat vooral tijd kost. Wat je nodig hebt, is helderheid. Weten wat je doet, waarom je het doet, en wanneer je klaar bent.

Zoals je inmiddels weet, train je binnen dit systeem één keer per week. Eén sessie. Meer is niet nodig. Minder is niet genoeg. In die ene training geef je je lichaam exact de prikkel die het nodig heeft om te herstellen, sterker te worden en weer beter met glucose om te gaan. Niet door jezelf uit te putten, maar door doelgericht te werken.

Die prikkel komt uit krachttraining met machines. Niet omdat losse gewichten slecht zijn, maar omdat machines je helpen om het juiste te doen, vooral als je lichaam al gevoelig is voor overbelasting of als je geen jarenlange trainingservaring hebt. Machines controleren de bewegingsuitslag, waardoor de kans op blessures kleiner wordt. Ze dwingen je tot een constante spanning en helpen je om tempo en uitvoering serieus te nemen. En misschien wel het belangrijkste: ze laten je veilig tot het uiterste gaan, ook zonder spotter. Dat maakt ze niet lui, maar efficiënt.

Binnen IMPACT werk je met twee schema's: A en B. Je doet elke week één schema en wisselt ze af. Simpeler wordt het niet. Geen dagelijkse keuzes, geen twijfel. Je weet vooraf wat je gaat doen en wanneer je klaar bent.

Per training doe je vijf oefeningen. Niet meer. Elke oefening voer je uit in drie sets. De eerste twee sets zijn bedoeld om je lichaam voor te bereiden. Je beweegt gecontroleerd, voelt de beweging en stopt ruim voordat het zwaar wordt. Pas in de derde set gebeurt waar het om draait. Dat is je werkset.

In die werkset ga je tot technisch spierfalen. Dat betekent niet dat je roekeloos door blijft gaan, maar dat je stopt op het moment dat een volledige herhaling niet meer lukt zonder je techniek te verliezen. Je tempo vertraagt, je spieren schreeuwen om te stoppen, maar zolang je nog een correcte herhaling kunt maken, probeer je dat ook. Het moment waarop de beweging écht stopt, dat is je meetpunt. Daar zit je progressie.

Lukt het je om meer dan tien herhalingen te maken, dan noteer je dat en verhoog je het gewicht de volgende keer dat je deze oefening doet. Blijf je onder de tien, dan houd je het gewicht gelijk en werk je toe naar meer herhalingen. Zo simpel is progressieve overload. Geen variatie om de variatie, maar beter worden in de basis. Week na week. Je lichaam begrijpt dat. Zeker op latere leeftijd.

In de uitvoering houd je alles rustig en gecontroleerd. Je beweegt in een tempo van ongeveer drie tot vier seconden omhoog en net zo lang terug. Geen explosieve bewegingen. Geen haast. Je houdt kort spanning op het eindpunt en laat het gewicht bewust terugzakken. Tussen de sets rust je maximaal drie minuten. Dat is voldoende om te herstellen zonder dat je scherpte verliest.

Er zijn twee uitzonderingen. Bij de leg press en de low back extension ga je niet tot spierfalen. Daar stop je ongeveer twee herhalingen ervoor. Niet omdat je je inhoudt, maar omdat deze oefeningen zwaar zijn voor je zenuwstelsel en veiligheid altijd voorop staat. Na verloop van tijd voel je dit vanzelf aan. Zodra de herhalingen duidelijk langzamer worden en je merkt dat je kracht snel wegloopt, is het moment daar om te stoppen. Je zit dan al dicht genoeg bij het gewenste effect.

Alles aan deze aanpak is bewust minimalistisch. Niet omdat minder altijd beter is, maar omdat meer zelden nodig is. Je traint niet om moe te worden. Je traint om sterker te worden. En die kracht vertaalt zich door naar je dagelijks leven, je bloedsuikerregulatie en je herstelvermogen.

Doe dit consequent, week na week, en je zult merken dat je lichaam weer reageert. Niet explosief, niet spectaculair, maar betrouwbaar. En dat is precies wat je nodig hebt.

Wat als je (nog) niet klaar bent voor krachttraining?

Ik hoor het vaak. Je begrijpt het belang van krachttraining, maar je voelt dat je er nog niet aan toe bent. Misschien voelt de sportschool onveilig of ongemakkelijk. Misschien speelt er een blessure, angst voor overbelasting, of simpelweg de gedachte dat je eerst iets anders wilt proberen voordat je die stap zet. Dat is begrijpelijk. En laat ik daar meteen helder over zijn: je kunt ook zonder krachttraining al veel doen om je bloedsuikers te verbeteren. Dat is geen loze belofte, dat is fysiologie.

Tegelijk wil ik eerlijk met je blijven. Ik val in herhaling maar ik doe het graag. Krachttraining is en blijft de krachtigste prikkel om je lichaam insulinegevoeliger te maken. Zie wat je nu leest daarom niet als een eindstation, maar als een tussenfase. Een manier om in beweging te komen, vertrouwen op te bouwen in je lichaam en jezelf klaar te maken voor die volgende stap, wanneer het moment daar is.

De eerste en meest onderschatte stap is wandelen na de maaltijd. Niet als vaag advies, maar als concrete gewoonte. Tien tot vijftien minuten lopen na het eten is vaak al voldoende om een groot verschil te maken. Tijdens het wandelen nemen je spieren glucose op uit je bloed, zonder dat daar extra insuline voor nodig is. Je bloedsuiker stijgt daardoor minder hard en komt sneller weer tot rust. Dat effect is zo sterk dat drie korte wandelingen na de maaltijden meer doen dan één lange wandeling ergens op de dag. Na het ontbijt, na de lunch en na het avondeten even naar buiten. Geen ingewikkeld schema, geen sportkleding nodig, alleen beweging op het juiste moment.

Als de stap naar de sportschool te groot voelt, kun je je spieren ook thuis al activeren. Niet met zware gewichten, maar met eenvoudige bewegingen die je lichaam weer laten voelen waar spieren voor bedoeld zijn. Langzaam opstaan en gaan zitten van een stoel, gecontroleerd tegen de muur duwen zoals bij een lichte push-up, of werken met een simpele weerstandsband. Het doel is niet om gespierd te worden, maar om je spieren weer in te zetten als opslag en verbruiker van glucose. Hoe actiever je spieren, hoe minder suiker er in je bloed blijft rondzweven.

Daarnaast speelt rustige cardio een rol, mits je het goed inzet. Veel mensen denken dat intensief sporten noodzakelijk is om effect te hebben, maar bij diabetes type 2 werkt dat vaak averechts. Lage intensiteit, waarbij je nog kunt praten maar wel merkt dat je lichaam werkt, levert meer op. Denk aan stevig wandelen, rustig fietsen of zwemmen. Twee keer per week twintig tot dertig minuten is voldoende. Niet om jezelf uit te putten, maar om je lichaam te leren vet efficiënter te gebruiken als brandstof en je conditie geleidelijk te verbeteren.

De grootste valkuil in deze fase is niet dat je te weinig doet, maar dat je denkt dat wat je doet niet telt. Dat idee zorgt voor uitstel en uiteindelijk voor stilstand. Laat dat los. Wat je nu kunt doen, is goed genoeg zolang je het blijft herhalen. Liever drie keer per week een korte wandeling dan één keer per maand een groot voornemen dat nooit structureel wordt.

Hier zit ook een belangrijke verschuiving in hoe je naar jezelf kijkt. Als je nog niet in de sportschool staat, is dat geen probleem. De vraag is alleen of je jezelf ziet als iemand die wacht, of als iemand die altijd iets doet. Iemand die na de maaltijd loopt. Iemand die even een paar oefeningen doet in de woonkamer. Iemand die twee keer per week bewust beweegt, ook als het rustig is. Dat telt. Het verandert je bloedsuikers. Het geeft je energie. En het maakt de stap naar krachttraining later veel kleiner dan je nu misschien denkt.

Dit werkt omdat je spieren actief blijven, omdat je bloedsuikerpieken afvlakken en omdat je lichaam leert dat het niet voortdurend in overlevingsstand hoeft te staan. Vaak merk je het effect sneller dan verwacht. Niet altijd in de spiegel, maar wel in je waarden. Lagere nuchtere bloedsuikers. Minder heftige pieken. Meer stabiliteit door de dag heen.

Als je dit leest en denkt: dit kan ik wel, dan zit je precies waar je moet zijn. Je hoeft geen atleet te worden. Je hoeft geen bodybuilder te zijn. Je hoeft alleen iemand te worden die in beweging komt en blijft. Op jouw niveau, in jouw tempo. De sportschool loopt niet weg. Maar jouw vooruitgang hoeft daar niet op te wachten.

Workout A

Op de volgende pagina's beschrijf ik Workout A en Workout B in woorden. Bewust. Je zult hier geen foto's, illustraties of schema's met poppetjes tegenkomen.

Krachttraining leer je namelijk niet van een plaatje.

Een afbeelding kan hooguit laten zien *waar* je moet zitten of staan, maar nooit *hoe* een oefening hoort te voelen, welk tempo je moet gebruiken, waar je spanning moet houden en wanneer je moet stoppen. En juist die details bepalen of een oefening veilig, effectief en geschikt is voor jouw lichaam.

Mijn uitgangspunt is daarom simpel: als je dit stappenplan serieus volgt, train je in een sportschool waar begeleiding beschikbaar is. Niet om je hand vast te houden, maar om oefeningen aan te wijzen, uit te leggen en één keer goed te demonstreren. Dat is veiliger, duidelijker en uiteindelijk veel effectiever dan vertrouwen op een afbeelding in een boek.

Voor het personeel in zo'n sportschool zijn plaatjes overbodig. Zij kunnen in één minuut laten zien wat een foto nooit kan overbrengen. En voor jou als sporter voorkomt het dat je gaat gokken, compenseren of jezelf ongemerkt verkeerd aanleert.

Er is nog een tweede reden waarom je hier geen illustraties

vindt. Voor mensen zonder ervaring met krachttraining zijn low-budget sportscholen vaak geen goede startplek. Niet omdat de apparatuur slecht is, maar omdat begeleiding daar meestal ontbreekt. Het beleid is vaak dat personeel wél mag aanwijzen waar een toestel staat, maar geen inhoudelijke uitleg of coaching mag geven. En precies daar gaat het mis.

Als je nog nooit serieus hebt getraind en je wilt nu investeren in je gezondheid, dan doe je jezelf geen plezier door te beginnen op een plek waar je het zelf maar moet uitzoeken. Dat vergroot de kans op onzekerheid, slechte uitvoering en uiteindelijk afhaken. In dat geval is het verstandiger om eerst een sportcentrum te zoeken dat binnen je budget past én in staat is om basisbegeleiding te bieden.

Doe dus vooraf goed online onderzoek. Kijk niet alleen naar prijs of openingstijden, maar naar wat er écht wordt aangeboden. Is er begeleiding beschikbaar. Kunnen oefeningen worden uitgelegd. Is er personeel op de vloer. Dat zijn geen luxe vragen, dat zijn randvoorwaarden als je veilig en effectief wilt trainen.

De uitleg die je hierna leest is bedoeld als ondersteuning, niet als vervanging van begeleiding. Zie het als houvast, als referentie, als geheugensteun. De echte kwaliteit zit in de uitvoering, en die leer je het beste van een mens, niet van een afbeelding.

Met dat uitgangspunt lees je nu verder.

De trainingen bestaat uit vijf basisoefeningen die samen het hele lichaam aanspreken. Je werkt van boven naar beneden en eindigt met de romp. Neem de tijd per oefening. Het doel is niet snelheid, maar controle, spanning en focus.

Seated Row machine
Ga rechtop zitten met je borst licht tegen de steun en je voeten stevig op de voetplaten. Pak de handvatten vast en laat je schouders eerst ontspannen. Trek de handvatten vervolgens rustig naar je buik door je ellebogen langs je lichaam naar achteren te bewegen. Houd je rug recht en voorkom dat je achterover leunt of momentum gebruikt. Op het eindpunt knijp je kort je schouderbladen samen, daarna laat je het gewicht langzaam en gecontroleerd teruggaan tot je armen weer gestrekt zijn. Adem uit tijdens het trekken en adem in tijdens het gecontroleerd teruglaten.

Chest Press machine
Ga zitten met je rug volledig tegen de leuning en je voeten stevig op de vloer. De handvatten bevinden zich ongeveer ter hoogte van je borst. Duw de handvatten rustig van je af totdat je armen bijna gestrekt zijn, zonder je ellebogen op slot te zetten. Houd spanning op de borst en voorkom dat je schouders naar voren trekken. Laat daarna het gewicht langzaam terugkomen tot je weer bij het startpunt bent. Adem uit tijdens het duwen en adem in tijdens het terugkomen.

Shoulder Press machine
Zit rechtop met je onderrug tegen de leuning en je voeten stabiel op de grond. De handvatten starten ongeveer ter hoogte van je schouders. Duw het gewicht gecontroleerd omhoog totdat je armen bijna gestrekt zijn. Behoud spanning en voorkom dat je onderrug hol trekt. Laat het gewicht daarna langzaam zakken tot je weer bij het startpunt bent. Adem uit tijdens het omhoog duwen en adem in tijdens het laten zakken.

Leg Press

Ga zitten of liggen op de machine en plaats je voeten op heupbreedte op het voetplatform. Je knieën zijn gebogen en wijzen in dezelfde richting als je voeten. Duw het platform rustig van je af totdat je benen bijna gestrekt zijn, zonder ze volledig te vergrendelen. Laat het gewicht daarna langzaam en gecontroleerd terugzakken. Adem uit tijdens het duwen en adem in tijdens het terugkomen.

Bij deze oefening ga je niet tot volledig spierfalen. Stop zodra je merkt dat de herhalingen duidelijk zwaarder worden en de beweging trager begint te verlopen. Dit punt ligt net vóór spierfalen en is hier bewust gekozen voor veiligheid en herstel.

Ab Crunch machine

Ga zitten met je rug tegen de steun en plaats je armen of handen op de daarvoor bedoelde steunen. Span je buikspieren aan en buig rustig voorover, alsof je je ribben naar je bekken toe brengt. De beweging komt uit je buik, niet uit je armen of heupen. Houd het tempo gecontroleerd en laat jezelf daarna langzaam weer terugkomen naar de beginpositie. Adem uit tijdens het aanspannen en voorover buigen, adem in tijdens het teruggaan.

Optioneel: Triceps Extension met touw

Ga rechtop staan bij de kabel en pak het touw vast met je ellebogen dicht langs je lichaam. Start met gebogen armen en duw het touw rustig naar beneden totdat je armen bijna volledig gestrekt zijn. Spreid het touw licht aan het eind van de beweging om extra spanning op de triceps te houden. Laat daarna het gewicht langzaam terugkomen tot de startpositie. Adem uit tijdens het duwen en adem in tijdens het gecontroleerd teruglaten.

Belangrijk om te onthouden bij deze training: je traint niet om moe te worden, maar om sterker te worden. Elke herhaling voer je bewust uit, met controle en aandacht. Progressie zit niet in meer oefeningen, maar in beter uitvoeren, iets meer gewicht of een extra herhaling wanneer dat kan. Dat is voldoende. Dat is precies wat dit systeem effectief maakt.

Workout B

Workout B sluit aan op Workout A en bouwt daarop voort. Zoals je al hebt kunnen lezen in het hoodstuk: "Krachttraining, zo ga je het doen", train je slechts eenmaal per week. De ene week train je de oefeningen van workout **A** en de andere week de oefeningen van workout **B.**

Een aantal oefeningen komt bewust terug. Dat is geen toeval en ook geen gebrek aan variatie. Deze spiergroepen herstellen relatief snel en spelen een grote rol in je dagelijkse functioneren, houding en kracht. Door ze vaker te prikkelen, bouw je sneller vertrouwen, stabiliteit en belastbaarheid op.

Net als bij Workout A geldt: werk gecontroleerd, zonder haast. Het doel is spanning en progressie, niet zoveel mogelijk beweging.

Lat Pulldown

Ga zitten met je bovenbenen stevig onder de steun. Pak de stang vast met je handen iets breder dan schouderbreedte. Begin de beweging door je schouderbladen licht naar beneden en naar achter te trekken, voordat je de stang naar je borst toe brengt. Trek gecontroleerd omlaag tot de stang ter hoogte van je bovenborst komt, zonder achterover te leunen of momentum te gebruiken. Laat het gewicht daarna langzaam en volledig gecontroleerd terug omhoog gaan tot je armen weer gestrekt zijn. Adem uit tijdens het trekken en adem in tijdens het gecontroleerd laten zakken.

Pec Fly machine
Ga zitten met je rug goed tegen de leuning en je armen zijwaarts, ongeveer in lijn met je schouders. De ellebogen zijn licht gebogen. Breng de armen of kussens rustig naar elkaar toe voor je borst, alsof je iets omarmt. De beweging komt uit de borst, niet uit je schouders of armen. Houd kort spanning wanneer je handen samenkomen en laat het gewicht daarna langzaam teruggaan naar de startpositie. Adem uit bij het sluiten en adem in bij het openen.

Shoulder Press machine
Zit rechtop met je voeten stevig op de vloer en je onderrug tegen de leuning. De handvatten starten ter hoogte van je schouders. Duw het gewicht rustig omhoog tot je armen bijna gestrekt zijn, zonder je ellebogen te vergrendelen. Houd je romp stabiel en voorkom dat je onderrug hol trekt. Laat daarna het gewicht langzaam zakken tot het beginpunt. Adem uit tijdens het omhoog duwen en adem in tijdens het gecontroleerd laten zakken.

Leg Press
Ga zitten of liggen op de machine en plaats je voeten op heupbreedte op het platform. Je knieën volgen de lijn van je voeten.

Duw het platform gecontroleerd van je af tot je benen bijna gestrekt zijn, zonder volledig op slot te gaan. Laat het gewicht daarna langzaam terugzakken tot de startpositie. Adem uit tijdens het duwen en adem in tijdens het terugkomen.

Ook hier geldt: je gaat niet tot volledig spierfalen. Stop net vóórdat de herhalingen duidelijk instorten. Deze oefening belast het zenuwstelsel sterk en vraagt om iets meer reserve.

Low Back Extension machine

Ga zitten of staan in de machine met je voeten stevig geplaatst en je romp ondersteund. Start licht voorovergebogen en span je onderrug en bilspieren aan om je bovenlichaam gecontroleerd naar een rechtop positie te brengen. Ga niet verder dan neutraal; overstrek je onderrug niet. Laat jezelf daarna rustig terugzakken naar de beginpositie. Adem uit tijdens het oprichten en adem in tijdens het teruggaan.

Ook bij deze oefening stop je net vóór spierfalen. De focus ligt op controle, niet op maximale uitputting.

Optioneel: Dumbbell Biceps Curl

Sta rechtop met een dumbbell in elke hand en je armen langs je lichaam. Houd je ellebogen dicht bij je romp. Buig je armen gecontroleerd omhoog richting je schouders zonder te zwaaien of momentum te gebruiken. Knijp bovenin kort samen en laat de gewichten daarna langzaam zakken tot je armen weer volledig gestrekt zijn. Adem uit tijdens het omhoog brengen en adem in tijdens het laten zakken.

Workout B voelt voor veel mensen vertrouwd, juist omdat bepaalde bewegingen terugkomen. Dat is precies de bedoeling.

Je leert je lichaam kennen, bouwt vertrouwen op en wordt sterker in de basis. Niet door steeds iets nieuws te doen, maar door het bekende beter uit te voeren. Dat is hoe progressie er op de lange termijn uitziet.

Laat je niet afleiden

Er komt een moment waarop iemand je gaat aankijken en vraagt of één training per week echt genoeg is, of vijf oefeningen niet veel te weinig zijn, en waar dan die zware compound lifts, burpees en eindeloze circuits blijven. Dat moment gaat komen. Vrijwel altijd. En het zegt meer over hun referentiekader dan over jouw aanpak.

Laat ze maar praten.

Wat zij vaak niet zien, is dat jij niet bezig bent met indruk maken, maar met vooruitgang die standhoudt. Jij traint niet voor applaus, likes of bevestiging, maar voor een lichaam dat beter functioneert, gevoeliger wordt voor insuline en week na week sterker reageert op een duidelijke prikkel. Dat vraagt geen spektakel. Dat vraagt precisie.

Het systeem dat jij volgt is niet ontstaan uit trends, marketing of snelle beloftes. Het is opgebouwd uit tientallen jaren praktijkervaring, observatie, bijsturing en resultaat bij mensen met een leven, een geschiedenis en een lichaam dat niet meer gebaat is bij chaos. Minder doen is hier geen zwakte, maar een bewuste keuze. Focus is de hefboom.

Je traint niet om jezelf kapot te maken. Ja, de inspanning is intens, maar altijd doelgericht en nooit langer dan nodig. Terwijl anderen nog halverwege hun anderhalf uur durende sessie zitten en vooral bezig zijn met bezig zijn, ben jij al klaar. Niet omdat je minder serieus bent, maar omdat je weet wat werkt en wat overbodig is.

Afleiding is hier de grootste vijand. Meningen, goedbedoelde adviezen, extra oefeningen die je "er misschien nog even bij kunt doen" ondermijnen het systeem. Niet ineens, maar langzaam. Eerst een toevoeging, dan een aanpassing, en voor je het weet ben je weer terug bij een aanpak die vooral druk is, maar weinig oplevert.

Blijf dus bij het plan. Train zoals afgesproken. Word sterker. Geef je spieren de kans om hun werk te doen en je bloedsuiker beter te reguleren. En bovenal: houd het vol, juist omdat het werkt.

Vertrouw het proces. Vertrouw het systeem. De resultaten volgen vanzelf, ook als niemand het begrijpt behalve jij.

Wandelen, hoeveel en waarom?

Wandelen klinkt bijna te eenvoudig om serieus te nemen. Juist daarom wordt het vaak onderschat. Veel mensen denken dat het pas telt als ze elke dag tienduizend stappen halen, en zodra dat onhaalbaar voelt, verdwijnt het hele idee weer naar de achtergrond. Dat is zonde, want wandelen is één van de meest effectieve en toegankelijke manieren om je bloedsuiker te beïnvloeden en je gezondheid structureel te verbeteren.

Laat één misverstand meteen verdwijnen: je hoeft geen tienduizend stappen per dag te zetten om resultaat te boeken. Dat getal is geen medisch ijkpunt, maar afkomstig uit een marketingcampagne voor een Japanse stappenteller in de jaren zestig. Het klinkt lekker rond, maar het zegt weinig over wat jouw lichaam nodig heeft. Wat wél telt, is regelmaat. Dagelijks bewegen op een manier die je kunt volhouden. Dáár zit het effect.

De kracht van wandelen zit in iets heel basaals. Elke keer dat je je spieren gebruikt, openen ze hun deuren voor glucose, zonder dat daar extra insuline voor nodig is. Dat betekent dat je bloedsuiker al daalt door simpelweg in beweging te komen. Zeker na een maaltijd is dat effect groot. Een rustige wandeling van tien tot vijftien minuten kan het verschil maken tussen een hoge piek en een veel stabielere curve. Geen medicijn werkt zo direct en zo natuurlijk.

Daar komt bij dat wandelen meer doet dan alleen iets met je bloedsuiker. Het verlaagt je stressniveau, ondersteunt je spijsvertering en geeft rust in je hoofd. Het is veilig, laagdrempelig en past in vrijwel elk leven. Juist die eenvoud maakt het krachtig, mits je het serieus neemt.

Hoeveel heb je dan wél nodig? Onderzoek laat zien dat de meeste gezondheidsvoordelen al optreden vanaf ongeveer zes- tot achtduizend stappen per dag. Voor veel mensen met diabetes type 2 is dat een realistisch en haalbaar bereik. Maar zelfs dat is geen harde eis. Beter elke dag een matige hoeveelheid stappen dan af en toe extreem veel. Je lichaam houdt van voorspelbaarheid. Het reageert beter op een ritme dan op losse uitspattingen.

Het moment waarop je wandelt, speelt ook een rol. Wandelen na de maaltijd heeft het grootste directe effect op je bloedsuiker. Maar ook korte wandelmomenten verspreid over de dag zijn waardevol, zeker als je veel zit. Drie keer tien minuten bewegen kan net zo effectief zijn als één keer een half uur. Het gaat niet om de vorm, maar om het signaal dat je je lichaam geeft: we blijven in beweging.

Wel is het belangrijk om met beleid te starten. Als je langere tijd weinig hebt bewogen of veel gewicht meedraagt, is te snel te veel willen een recept voor klachten. Begin rustig, bijvoorbeeld met tien tot vijftien minuten per dag, en bouw dat geleidelijk op. Geef je gewrichten en spieren de tijd om mee te groeien. Een iets steviger tempo, waarbij je licht hijgt maar nog kunt praten, geeft extra voordeel, maar is geen vereiste om te starten.

Ik zie in de praktijk vaak hoe onderschat wandelen wordt.

Neem iemand als Jan, zevenenzestig jaar, die dacht dat wandelen niets voorstelde omdat hij in het weekend lange fietstochten maakte. Toch bleven zijn bloedsuikers hoog. Pas toen hij dagelijks twintig minuten na het avondeten ging wandelen, veranderde dat. Binnen een paar weken zag hij zijn waarden sneller dalen en voelde hij zich minder opgeblazen. Na verloop van tijd sliep hij beter en liep hij zonder moeite veertig minuten per dag. Niet door meer discipline, maar doordat wandelen een gewoonte werd.

Daar zit de kern. Wandelen is geen wedstrijd en geen prestatie. Het hoeft niet perfect. Het hoeft alleen regelmatig. Vijftien minuten per dag, elke dag, doet meer dan een paar keer per week een lange sessie die je uiteindelijk niet volhoudt. Wandelen moet zo normaal worden als tandenpoetsen. Iets wat je niet telkens hoeft te plannen of te overwegen, maar gewoon doet.

Binnen dit stappenplan is wandelen een vaste bouwsteen. Dagelijks bewegen, bij voorkeur verdeeld over de dag, met extra aandacht voor een korte wandeling na de maaltijd. In combinatie met één gerichte krachttraining per week en eventueel een of twee rustige cardiosessies vormt dat een compleet, haalbaar en duurzaam beweegpatroon.

Wandelen mag dan simpel lijken, maar juist die eenvoud maakt het zo effectief. Het vraagt weinig, maar geeft veel terug. Niet door extremen, maar door consistentie. Dat is waar echte vooruitgang begint.

Cardio, wanneer en waarom?

Als je diabetes type 2 hebt en je leest dat krachttraining de belangrijkste hefboom is voor het verbeteren van je bloedsuikerregulatie, is het logisch dat de vraag opkomt waar cardio dan precies past. Jarenlang is immers verteld dat juist cardio dé manier is om gezonder te worden. Het eerlijke antwoord is dat cardio zeker waardevol kan zijn, maar alleen wanneer je het op de juiste manier inzet en niet verwart met de basis van dit systeem.

Laat ik daar meteen duidelijk over zijn. Als je op dit moment nog geen cardio doet, hoef je daar niet direct mee te beginnen. De kern van dit stappenplan blijft krachttraining, omdat dat de grootste en meest duurzame impact heeft op je spiermassa, je insulinegevoeligheid en je herstel op de lange termijn. Pas wanneer je lichaam en hoofd gewend zijn aan die wekelijkse krachttraining, en je voelt dat je ruimte hebt voor iets extra's, wordt cardio een zinvolle aanvulling. Doe je nu al cardio, of heb je er plezier in, dan is er geen enkele reden om daarmee te stoppen. Het vraagt alleen om slim inpassen, zodat het je herstel niet ondermijnt.

Cardio heeft namelijk duidelijke voordelen. Het ondersteunt je hart en bloedvaten, verlaagt op korte termijn je bloedsuiker en kan helpen om stress te reguleren. Voor veel mensen is het bovendien mentaal ontspannend, zeker wanneer het gaat om fietsen, rustig hardlopen of een andere vorm van bewegen waarbij je even uit je hoofd komt. Het punt is alleen dat cardio vooral iets doet op de korte termijn. Het verbrandt energie, maar bouwt nauwelijks extra spiermassa op. En juist die spiermassa is cruciaal om je bloedsuiker structureel beter te reguleren. Daarom is cardio nooit de basis, maar altijd een aanvulling.

Waar het vaak misgaat, is dat mensen denken dat meer altijd beter is. Ze lezen dat bewegen goed is en trekken daaruit de conclusie dat vier of vijf cardiosessies per week noodzakelijk zijn. In de praktijk zie je dan vermoeidheid, slechter herstel en soms zelfs een stijging van stresshormonen, wat de bloedsuiker juist weer negatief beïnvloedt. Slimme cardio is daarom beperkt, doelgericht en afgestemd op wat je lichaam aankan. Eén tot maximaal twee sessies per week is voor de meeste mensen meer dan voldoende, zeker als je daarnaast al krachttraining doet. Sessies van een half uur tot drie kwartier geven al alle voordelen zonder dat ze ten koste gaan van je herstel.

Ook timing speelt een rol. Je lichaam heeft rust nodig om sterker te worden. Daarom is het verstandig om zware cardio niet vlak voor of na je krachttraining te plannen. Idealiter zitten er minstens twee dagen tussen je krachttraining en een intensievere cardiosessie. Wil je toch iets doen op dezelfde dag, houd het dan licht en kort. Dagen zonder krachttraining lenen zich het beste voor cardio, of je gebruikt beweging in een heel andere vorm, zoals een wandeling na de maaltijd, die direct helpt om je bloedsuiker sneller te laten dalen.

De intensiteit van je cardio is minstens zo belangrijk als de frequentie. Veel mensen trainen automatisch te hard, omdat ze denken dat zweten en hijgen nodig is voor resultaat. Voor je bloedsuiker werkt dat vaak averechts. Het grootste deel van je cardio hoort plaats te vinden in een rustig tempo, waarbij je nog kunt praten maar niet meer kunt zingen. Dit is de zone waarin je lichaam vet efficiënter gebruikt, je insulinegevoeligheid verbetert en je herstel ondersteunt. Slechts een klein deel mag intensiever zijn, en dan alleen als je al een goede basis hebt en geen blessures kent. Voor de meeste mensen is rustig en beheerst bewegen veel effectiever dan jezelf telkens opjagen.

Daarmee kom je automatisch uit bij blessurepreventie. Vooral hardlopen kan belastend zijn voor knieën, enkels en heupen, zeker als je wat zwaarder bent of al langer niet intensief hebt bewogen. Dat betekent niet dat hardlopen verboden is, maar wel dat het verstandig is om rustig te beginnen, goede schoenen te dragen en af te wisselen met minder belastende vormen zoals fietsen, zwemmen of roeien. Pijn die blijft hangen is geen teken van doorzetten, maar een signaal om gas terug te nemen. Ook hier geldt dat krachttraining vaak veiliger is, omdat de belasting beter te doseren is en je spieren sterker maakt in plaats van uitput.

Wanneer je alles samenbrengt, ontstaat een logisch en overzichtelijk plaatje. Eén krachttraining per week vormt de kern van je aanpak. Eén of twee rustige cardiosessies per week ondersteunen je conditie en herstel. Dagelijks wandelen, liefst ook na de maaltijd, houdt je bloedsuiker stabiel en je systeem in beweging. Dat is geen extreem programma, maar een samenhangend geheel dat je kunt volhouden.

Cardio is dus geen doel op zich. Het is een hulpmiddel dat je bewust inzet, afgestemd op je herstel en je leven. Niet te veel, niet te weinig, maar precies genoeg om je lichaam te ondersteunen in plaats van uit te putten. En op dat punt verandert ook je perspectief. Je bent niet meer iemand die lukraak wat cardio doet omdat het moet. Je bent iemand die begrijpt waarom hij beweegt, wanneer hij beweegt en met welk doel. Dat verschil maakt alles.

Je glucosemeter

Hier is de herschreven versie, volledig volgens de aangescherpte schrijfmal, met langere zinnen die doorlopen, meer komma's, geen losse statementzinnen en één adem per gedachte, zodat het leest als een rustig verteld hoofdstuk en niet als een reeks onderbrekingen.

Je hebt dit stappenplan helemaal doorlopen, en dat lijkt misschien vanzelfsprekend wanneer je het zo terugziet, maar in de praktijk is dat allesbehalve normaal, omdat de meeste mensen vol enthousiasme beginnen en ergens onderweg vastlopen in twijfel, onrust en frustratie.

Veel mensen starten met goede bedoelingen, raken het overzicht kwijt zodra het ingewikkeld wordt en haken af op het moment dat het resultaat uitblijft, terwijl jij bent doorgegaan, ook op momenten waarop het niet vanzelf ging en het makkelijker was geweest om het even te laten liggen.

Dat zegt iets over jouw bereidheid om verantwoordelijkheid te nemen voor je gezondheid, niet omdat je alles perfect hebt uitgevoerd, maar omdat je bleef kijken naar wat nodig was, zelfs wanneer het ongemakkelijk werd.

Het doorlopen van dit plan vraagt geen bijzonder talent en geen uitzonderlijke discipline, maar wel de bereidheid om niet weg te lopen zodra oude patronen beginnen te wringen.

En juist die houding blijkt op de lange termijn belangrijker dan motivatie of enthousiasme.

Waarschijnlijk herken je het patroon van de afgelopen jaren maar al te goed, waarin je verschillende diëten probeerde, adviezen opvolgde, supplementen slikte en misschien zelfs apps gebruikte die je tot op de calorie nauwkeurig vertelden wat je deed.

Toch bleef er steeds dat knagende gevoel dat er iets niet klopte, alsof je hard werkte zonder dat je lichaam werkelijk meewerkte.

De bloedsuiker bleef te hoog, de energie kwam niet terug en het vertrouwen in je eigen lijf nam langzaam af, waardoor elke nieuwe poging zwaarder begon te voelen dan de vorige.

Hoe meer moeite je deed, hoe sterker het gevoel werd dat je ergens vastzat, niet omdat je te weinig deed, maar omdat de aanpak geen duidelijke richting gaf.

Het ontbrak niet aan inzet, maar aan samenhang.

Dit stappenplan is daarom bewust geen dieet geweest en ook geen tijdelijke ingreep die je even volgt en daarna weer loslaat, maar een systeem dat aansluit bij hoe het lichaam daadwerkelijk functioneert, niet in theorie, maar in het dagelijks leven waarin je moet eten, werken, bewegen en herstellen.

Tijdens het lezen heb je waarschijnlijk gemerkt dat overtuigingen die jarenlang vanzelfsprekend leken langzaam begonnen te schuiven, omdat ze bij nader inzien niet logisch bleken.

Je zag dat vet geen onschuldig ingrediënt is wanneer het wordt gecombineerd met koolhydraten, dat eiwitten niet automatisch alles oplossen en dat koolhydraten geen vijand zijn, maar juist de brandstof vormen die het lichaam nodig heeft om normaal te functioneren.

Ook het beeld van krachttraining is waarschijnlijk veranderd, omdat het in dit plan niets te maken heeft met uiterlijk, spiermassa of indruk maken op anderen.

Het krijgt een andere betekenis, één die beter past bij gezondheid op de lange termijn.

Zie krachttraining daarom als een werkplaats waar je aan je lichaam werkt zoals het bedoeld is, rustig en doelgericht, zonder afleiding of uiterlijk vertoon.

Niet om groter te worden, maar om sterker, stabieler en veerkrachtiger te functioneren in het leven dat je leidt.

Spieren worden opnieuw gevoelig voor insuline, botten en gewrichten krijgen ondersteuning en het lichaam wordt voorbereid op de jaren die nog komen.

Dat kleding beter gaat zitten en dat je jezelf anders aankijkt in de spiegel is geen doel op zich, maar een logisch gevolg van wat er van binnen verandert.

Het resultaat volgt het proces, niet andersom.

Dit plan was nooit bedoeld als eindpunt, maar als begin, omdat echte verandering pas start op het moment dat je het dagelijks gaat toepassen, tussen werk, afspraken en vermoeidheid in.

De vraag is daarom niet of je alles hebt gelezen, maar wat je ermee doet wanneer het gewone leven weer de aandacht opeist.

En precies daar komt de glucosemeter in beeld, niet als controlemiddel, maar als hulpmiddel dat zichtbaar maakt wat er werkelijk gebeurt.

Misschien draag je al langere tijd een sensor en kijk je meerdere keren per dag naar grafieken vol lijnen en cijfers, waarin je pieken, dalingen en gemiddelden ziet zonder dat er lange tijd echte verbetering optrad.

Dat kan frustrerend zijn, zeker wanneer je het gevoel had dat je alles deed wat werd geadviseerd.

Je paste je voeding aan, liet suiker staan, at minder en sloeg soms zelfs maaltijden over, in de hoop dat de waarden vanzelf zouden zakken.

Misschien wandelde je wat of sportte je af en toe, maar zonder duidelijke structuur of samenhang, waardoor het lichaam geen helder signaal kreeg.

Toch bleven de nuchtere waarden hangen, bleven de pieken heftig en voelde de daling onrustig, alsof het systeem telkens opnieuw moest corrigeren.

Elke ochtend zag je cijfers die ontmoedigden, ondanks de inzet van de dag ervoor.

Als dit herkenbaar is, ligt het probleem niet bij jouw inzet, maar bij de manier waarop het systeem werd benaderd.

Bloedsuiker reageert namelijk niet alleen op wat je eet, maar ook op hoe je eet, wanneer je eet, hoe voedingsstoffen worden gecombineerd en of spieren daadwerkelijk actief zijn, waardoor het geheel belangrijker wordt dan één losse maatregel.

Dat samenspel bepaalt het resultaat, en precies daar grijpt dit stappenplan in door overzicht te brengen waar eerder verwarring was.

Niet door steeds meer regels toe te voegen, maar door betere afstemming tussen voeding, beweging en herstel.

In plaats van eindeloos sleutelen aan details heb je geleerd hoe je het systeem opnieuw toegankelijk maakt, niet door het lichaam uit te putten, maar door het de juiste omstandigheden te geven.

Minder vet zodat de cel weer bereikbaar wordt, koolhydraten op een manier ingezet die het lichaam begrijpt en spieren geactiveerd, zodat glucose daadwerkelijk kan worden opgenomen.

Op een gegeven moment zie je dat terug op de glucosemeter, niet plotseling en niet spectaculair, maar geleidelijk en steeds duidelijker.

De nuchtere waarden dalen stap voor stap, pieken worden minder hoog en, belangrijker nog, de daling daarna verloopt sneller en rustiger.

Waar eerst chaos was, ontstaan patronen die herkenbaar worden, niet omdat iemand dat beweert, maar omdat je lichaam het zelf laat zien.

Je begrijpt ineens waarom bepaalde combinaties je blijven tegenwerken en andere juist rust geven, waarom brood met kaas en boter de waarden omhoog duwt en waarom havermout met volle yoghurt en pindakaas geen gunstige keuze is.

Tegelijk zie je waarom rijst met groenten en een tomatensaus het lichaam juist helpt, waardoor de glucosemeter verandert van een bron van frustratie in een hulpmiddel dat bevestigt dat je vooruitgaat.

Wanneer je de krachttraining serieus toepast, één keer per week, met focus en zonder uitvluchten, ontstaat binnen enkele weken structurele verandering die eerst van binnenuit merkbaar wordt.

De bloedsuiker stabiliseert, de energie wordt gelijkmatiger en vaak volgt de buitenkant vanzelf, zonder dat dit het oorspronkelijke doel was.

Het lichaam voelt anders, beweegt anders en functioneert anders, niet door toeval, maar door herhaling.

Dat is de kracht van dit systeem, omdat je niet langer alleen meet wat misgaat, maar ziet dat je lichaam weer meewerkt.

Je ervaart vooruitgang in plaats van strijd.

Je hebt nu iets in handen dat eenvoudig is, logisch aanvoelt en uitvoerbaar blijft, ook wanneer het leven even tegenzit of de motivatie niet optimaal is.

Het systeem leunt niet op perfect gedrag, maar op structuur die je telkens weer kunt oppakken wanneer het nodig is.

Terugval hoort daarbij, niet als falen, maar als onderdeel van een proces dat nooit lineair verloopt.

Het verschil is dat je nu richting hebt, ook wanneer het tijdelijk onrustig voelt.

Je weet waar je op kunt terugvallen.

Laat daarom het oude beeld van de sportschool los en denk aan een werkplaats waar mensen investeren in hun toekomst, niet in uiterlijk, maar in functioneren.

Een plek waar krachttraining geen luxe is, maar onderhoud, een investering in gezondheid, zelfstandigheid en vrijheid.

Je bent niet langer iemand die zoekt naar oplossingen, maar iemand die zijn gezondheid in eigen handen neemt.

Je hebt de kennis, de structuur en de feedback om bij te sturen wanneer dat nodig is.

Wat rest is actie, niet perfect, maar consequent.

Ga trainen, maak keuzes die je lichaam begrijpt en kijk naar wat er verandert, niet om alles goed te doen, maar om te blijven bewegen in de juiste richting.

Dit keer gaat het niet om tijdelijk resultaat, maar om wie je wordt.

Heb je iets aan dit boek gehad?

Heb je door dit boek meer inzicht gekregen in je lichaam en ben je al begonnen met het toepassen van één of meerdere principes uit het IMPACT systeem, dan wil ik je iets kleins vragen wat voor mij veel betekent.

Als je het boek online hebt aangeschaft, zou je dan een korte review willen achterlaten op het platform waar je het gekocht hebt, dat hoeft niet uitgebreid te zijn, een paar zinnen zijn al genoeg om andere lezers te helpen een bewuste keuze te maken.

Heb je het boek in een boekhandel gekocht, dan kun je eventueel ook een review plaatsen op een digitaal platform waar dit boek te bestellen is, zodat meer mensen het kunnen vinden en beoordelen.

Dank je wel voor je tijd, en vooral voor het vertrouwen om dit boek te lezen.

Jelle de Vries,
Vitaliteitscoach

X

COACHING

Waar kan ik je mee helpen?

Coaching als verlengstuk van wat je nu al weet

Op het moment dat je dit boek hebt doorlopen, heb je geen gebrek meer aan kennis, maar dat betekent niet automatisch dat alles ineens vanzelf gaat.

Weten wat logisch is, en het ook daadwerkelijk blijven toepassen in het dagelijks leven, blijken twee verschillende dingen te zijn, zeker wanneer vermoeidheid, werkdruk en oude gewoontes zich blijven aandienen.

Daarom kiezen sommige mensen ervoor om coaching in te zetten, niet omdat ze het niet begrijpen, maar omdat ze merken dat structuur en terugkoppeling helpen om scherp te blijven.

Niet als stok achter de deur, maar als richtingwijzer.

Coaching is in dat opzicht geen oplossing op zich, maar een hulpmiddel dat helpt om verantwoordelijkheid vast te houden.

Niet omdat iemand anders het beter weet, maar omdat het makkelijker is om consequent te blijven wanneer je weet dat je regelmatig terugkijkt op wat je doet.

Dat terugkijken is geen controle, maar reflectie.

Geen beoordeling, maar bewustwording.

En juist die bewustwording maakt gedrag veranderbaar.

De manier waarop mijn online coaching is ingericht, sluit daarom bewust aan op het systeem dat je in dit boek hebt leren kennen.

Niet meer regels, geen strak schema en geen plan dat je moet volgen alsof het vastligt.

In plaats daarvan werken we met overzicht, inzicht en richting.

Het uitgangspunt is altijd waar je nu staat, niet waar je denkt te moeten zijn.

De eerste stap bestaat uit een uitgebreide anamnese, waarin je beschrijft hoe jouw huidige situatie eruitziet, wat je al hebt geprobeerd en waar je naartoe wilt bewegen.

Niet om een oordeel te vellen, maar om het vertrekpunt helder te krijgen.

Zonder dat vertrekpunt blijft elke verandering vaag.

Pas wanneer duidelijk is hoe je dagen verlopen, hoe je eet, beweegt en herstelt, ontstaat er overzicht.

En overzicht is altijd de basis van verandering.

Daarna volgt geen plan van aanpak in de klassieke zin, maar een routebeschrijving.

Geen lijst met wat je moet doen, maar een beeld van waar je staat en welke richting logisch is om te volgen.

Zoals je ook geen routekaart krijgt met elke stap uitgeschreven, maar een richting die je helpt keuzes te maken onderweg.

Dat maakt je minder afhankelijk van de coach, en juist meer verantwoordelijk voor je eigen beslissingen.

Je leert denken in richting in plaats van in regels.

De begeleiding verloopt vervolgens via tweewekelijkse

online check-ins.

Niet om alles tot in detail te controleren, maar om samen te kijken wat er is gebeurd, wat je lichaam heeft laten zien en wat daarvan te leren valt.

Je beschrijft wat goed ging, waar het wrikte en wat je opviel op je glucosemeter.

Niet om cijfers te beoordelen, maar om patronen zichtbaar te maken.

Want patronen vertellen altijd meer dan losse waarden.

Op basis van die check-in ontvang je duidelijke feedback via e-mail, zodat je rustig kunt lezen, herlezen en toepassen wanneer het jou uitkomt.

Er wordt niet gewerkt met beeldbellen, niet omdat contact onbelangrijk is, maar omdat gesprekken vaak vervliegen terwijl geschreven feedback blijft.

Je kunt erop terugvallen, het opnieuw lezen en gebruiken wanneer dat nodig is.

Het wordt daarmee een leerproces in plaats van een gesprek dat verdwijnt zodra het is afgerond.

Deze vorm van coaching vraagt iets van jou.

Niet perfect gedrag, maar eerlijkheid.

Niet discipline, maar bereidheid om te kijken naar wat je doet.

De verantwoordelijkheid blijft altijd bij jou liggen, omdat alleen jij degene bent die dagelijks de keuzes maakt.

De coaching helpt je die keuzes beter te begrijpen, niet om ze over te nemen.

Juist daardoor is deze manier van begeleiden betaalbaar, effectief en leerzaam.

Niet omdat er minder begeleiding is, maar omdat de begeleiding gericht is op leren in plaats van leunen.

Je leert verbanden zien, begrijpen waarom iets werkt of juist niet, en ontdekt hoe jouw lichaam reageert op kleine veranderingen.

Dat maakt je minder afhankelijk van begeleiding op de lange termijn.

Het doel is niet dat je altijd coaching nodig hebt, maar dat je het systeem zelf leert toepassen.

Online coaching is daarmee geen vervanging van medische zorg en geen behandeling.

Het is een manier om leefstijlgedrag te structureren, inzicht te verdiepen en verantwoordelijkheid vast te houden.

Altijd in overleg met de behandelend arts wanneer waarden veranderen.

Altijd vanuit observatie, niet vanuit belofte.

En altijd met het uitgangspunt dat jij degene bent die de richting bepaalt.

Wanneer je coaching inzet, kies je er dus niet voor om het uit handen te geven.

Je kiest er juist voor om het serieus te nemen.

Je kiest ervoor om niet te blijven zoeken, maar te blijven leren.

Niet omdat iemand anders het beter weet, maar omdat samen kijken vaak scherper maakt dan alleen.

Coaching is daarmee geen eindpunt van dit boek, maar een mogelijke vervolgstap.

Voor wie merkt dat inzicht aanwezig is, maar toepassing soms aandacht vraagt.

Voor wie niet sneller wil, maar consistenter.

En voor wie begrijpt dat verandering geen kwestie is van motivatie, maar van herhaling.

Interesse in mijn online coaching?
Stuur een mail naar:
info@jdvcoaching.nl

Referenties/Studies

1. INZICHT

-Barnard ND et al., 2006 – "A low-fat vegan diet improves glycemic control and cardiovascular risk factors in a randomized clinical trial in individuals with type 2 diabetes."

-McDougall J et al., 2014 – "Effects of 7 days on an ad libitum low-fat vegan diet: the McDougall Program cohort."

-Kahleova H et al., 2018 – "A plant-based dietary intervention improves beta-cell function and insulin resistance in overweight adults."

-Lexell J et al. (1988). Ageing and muscle: longitudinal studies in humans. Journal of the Neurological Sciences.Srikanthan

-P & Karlamangla AS. (2014). Muscle mass index and mortality risk. American Journal of Medicine.

-Dunstan DW et al. (2002). High-intensity resistance training improves glycemic control in older patients with type 2 diabetes. Diabetes Care.

-Barnard ND et al. (2009). A low-fat vegan diet improves glycemic control and cardiovascular risk factors in a randomized clinical trial in individuals with type 2 diabetes. Diabetes Care, 29(8):1777–183.

-McDougall J et al. (2014). Effects of 7 days on a low-fat vegan diet: the McDougall Program cohort. Nutrition Journal, 13:99.

-Kahleova H, Pelikanova T. (2015). Vegetarian diets in the prevention and treatment of type 2 diabetes. Journal of the American College of Nutrition, 34(5):448–58.

-Schrauwen, P., & van Marken Lichtenbelt, W. (2004). Fat oxidation in human nutrition: lessons from whole-body and muscle-specific studies. Proceedings of the Nutrition Society, 63(2), 361–368.

-Institute of Medicine. (2005). Dietary Reference Intakes for Energy, Carbohydrate, Fiber, Fat, Fatty Acids, Cholesterol, Protein, and Amino Acids. Washington, DC: The National Academies Press.

-Boden, G. (2003). Effects of free fatty acids on glucose metabolism: significance for insulin resistance and type 2 diabetes. Experimental and Clinical Endocrinology & Diabetes, 111(3), 121–124.

-Paddon-Jones, D., & Rasmussen, B. B. (2009). Dietary protein recommendations and the prevention of sarcopenia. Current Opinion in Clinical Nutrition and Metabolic Care.

-Layman, D. K. et al. (2005). A reduced ratio of dietary

carbohydrate to protein improves body composition and blood lipid profiles during weight loss in adult women. The Journal of Nutrition.

-Campbell, W. W. et al. (2007). Higher protein diets and weight control: What is the role of exercise? Nutrition & Metabolism.

-Kelley, D. E., et al. (2002). "Skeletal muscle fatty acid metabolism in association with insulin resistance, obesity, and weight loss." American Journal of Physiology-Endocrinology and Metabolism.

-Randle, P. J., et al. (1963). "The glucose fatty-acid cycle: its role in insulin sensitivity and the metabolic disturbances of diabetes mellitus." The Lancet.

-Barnard, N. D., et al. (2009). "A low-fat vegan diet and a conventional diabetes diet in the treatment of type 2 diabetes: a randomized, controlled, 74-wk clinical trial." American Journal of Clinical Nutrition.

-Shulman GI. (2000). Cellular mechanisms of insulin resistance. The Journal of Clinical Investigation, 106(2), 171–176.

-Petersen KF, Shulman GI. (2006). Etiology of insulin resistance. The American Journal of Medicine, 119(5 Suppl 1), S10–S16.

-Lim EL et al. (2011). Reversal of type 2 diabetes: normalisation of beta cell function in association with decreased pancreas and liver triacylglycerol. Diabetologia, 54(10), 2506–2514.

-Petersen KF, Shulman GI. (2002). "Pathogenesis of skeletal muscle insulin resistance in type 2 diabetes mellitus." American Journal of Cardiology.

-Lim EL et al. (2011). "Reversal of type 2 diabetes: normalisation of beta cell function in association with decreased pancreas and liver triacylglycerol." Diabetologia.

-Barnard ND et al. (2009). "A low-fat vegan diet improves glycemic control and cardiovascular risk factors in a randomized clinical trial in individuals with type 2 diabetes." Diabetes Care.

-Barnard ND et al. (2006). A low-fat vegan diet improves glycemic control and cardiovascular risk factors in a randomized clinical trial in individuals with type 2 diabetes. Diabetes Care.

-McDougall J et al. (2014). Effects of a very low-fat vegan diet in subjects with type 2 diabetes. Diabetes Obesity and Metabolism.

-Kahleova H et al. (2018). Vegetarian Diets and Glycemic Control in Diabetes: A Systematic Review and Meta-Analysis. Clinical Nutrition.

-Dunstan et al., 2002 – High-intensity resistance training improves glycemic control in older patients with type 2 diabetes.

-Holten et al., 2004 – Strength training increases insulin-mediated glucose uptake in human skeletal muscle.

-Richter & Hargreaves, 2013 – Exercise, GLUT4, and skeletal muscle glucose uptake.

2. MINIMALISME

-Van Proeyen K, Szlufcik K, Nielens H, et al. (2010). Training in the fasted state improves glucose tolerance during fat-rich diet. Journal of Physiology.

-Manders RJF, Van Dijk JW, et al. (2010). Low-intensity exercise reduces the prevalence of hyperglycemia in type 2 diabetes. Medicine & Science in Sports & Exercise.

-Dempsey PC, Larsen RN, et al. (2016). Interrupting prolonged sitting with brief bouts of light walking or simple resistance activities reduces postprandial glucose and insulin responses. Diabetologia.

-Bickel, C.S. et al. (2011). Time course of muscle strength and mass adaptations to resistance training in older adults. Journal of Applied Physiology.

-Holten, M.K. et al. (2004). Improved insulin sensitivity after physical training in insulin-resistant individuals. Diabetes.

-Westcott, W.L. (2012). Resistance training is medicine: effects of strength training on health. Current Sports Medicine

Reports.

-Holten MK et al. (2004) – Strength training increases insulin-mediated glucose uptake in human skeletal muscle.

-Castaneda C et al. (2002) – A randomized controlled trial of resistance exercise training to improve glycemic control in older adults with type 2 diabetes.

-Terada T et al. (2013) – The effect of exercise intensity on glucose control in type 2 diabetes: a meta-analysis of randomized trials.

-Nyberg M, et al. (2015). "Impact of endurance training on skeletal muscle PGC-1α and insulin sensitivity in type 2 diabetes."

-Colberg SR, et al. (2010). "Exercise and type 2 diabetes: The American College of Sports Medicine and the American Diabetes Association joint position statement."

-van Dijk JW, et al. (2012). "Exercise therapy in type 2 diabetes: is daily exercise required to optimize glycemic control?"

-Dela, F. et al. (2004). Exercise training in type 2 diabetic patients improves peripheral insulin sensitivity without altering intramyocellular lipid content. Diabetologia, 47(10), 1728–1738.

-Holten, M. K. et al. (2004). Strength training increases insulin-mediated glucose uptake, GLUT4 content, and insulin signaling in skeletal muscle in patients with type 2 diabetes. Diabetes, 53(2), 294–305.

-Sigal, R. J. et al. (2007). Effects of aerobic training, resistance training, or both on glycemic control in type 2 diabetes. Annals of Internal Medicine, 147(6), 357–369.

3. PROGRESSIEVE WEERSTAND

-Holten MK et al., 2004. "Strength training increases insulin-mediated glucose uptake, GLUT4 content, and insulin signaling in skeletal muscle in patients with type 2 diabetes."

-Dunstan DW et al., 2002. "High-intensity resistance training improves glycemic control in older patients with type 2 diabetes."

-Sigal RJ et al., 2007. "Effects of aerobic training, resistance training, or both on glycemic control in type 2 diabetes."

-Holten MK et al. (2004). Strength training increases insulin-mediated glucose uptake, GLUT4 content, and insulin signaling in skeletal muscle in patients with type 2 diabetes.

-Bweir S et al. (2009). Resistance training improves metabolic syndrome risk factors in obese sedentary men.

-Gordon BA et al. (2009). Resistance training improves metabolic health in type 2 diabetes: a systematic review.

-Mitchell CJ et al. (2012). Resistance exercise load does not determine training-mediated hypertrophic gains in young men. Journal of Applied Physiology.

-Holten MK et al. (2004). Strength training increases insulin-mediated glucose uptake in human skeletal muscle. American Journal of Physiology.

-Phillips SM & Winett RA (2010). Uncomplicated resistance training and health-related outcomes: evidence for a public health mandate. Current Sports Medicine Reports.

-Holten MK et al., (2004). "Strength training increases insulin-mediated glucose uptake, GLUT4 content, and insulin signaling in skeletal muscle in patients with type 2 diabetes."

-Strasser B et al., (2012). "Resistance training in the treatment of the metabolic syndrome."

-Church TS et al., (2010). "Effects of aerobic and resistance training on hemoglobin A1c levels in patients with type 2 diabetes."

-Colberg, S. R., et al. (2016). Exercise and Type 2 Diabetes: The American College of Sports Medicine and the American Diabetes Association joint position statement. Diabetes Care, 39(11), 2065–2079.

-Umpierre, D., et al. (2011). Physical activity advice only or structured exercise training and association with HbA1c levels in type 2 diabetes. JAMA, 305(17), 1790–1799.

-Holten, M. K., et al. (2004). Improved insulin sensitivity and muscle oxidative capacity in patients with type 2 diabetes after strength training. Diabetes, 53(2), 294–30

4. ADAPTIE

-Holten MK, Zacho M, Gaster M, Juel C, Wojtaszewski JF, Dela F. (2004). Strength training increases insulin-mediated glucose uptake, GLUT4 content, and insulin signaling in skeletal muscle in patients with type 2 diabetes. Diabetes, 53(2), 294-305.

-Ivy JL. (1998). Glycogen resynthesis after exercise: effect of carbohydrate intake. International Journal of Sports Medicine, 19 Suppl 2, S142–S145.

-Van Loon LJC, Saris WHM, Kruijshoop M, Wagenmakers AJM. (2000). Maximal insulin-stimulated glucose uptake in human skeletal muscle is limited by glucose transport and phosphorylation. American Journal of Physiology-Endocrinology and Metabolism, 279(5), E999–E1004.

-Spiegel, K. et al. (2005). Sleep loss: a novel risk factor for insulin resistance and Type 2 diabetes. Journal of Applied Physiology, 99(5), 2008–2019.

-Van Cauter, E. et al. (2008). Sleep and endocrine function. Endocrinology and Metabolism Clinics, 37(3), 731–743.

-Benedict, C. et al. (2012). Gut microbiota and sleep–wake regulation. Current Opinion in Clinical Nutrition & Metabolic Care, 15(6), 571–577.

-Black, P. H. (2006). The inflammatory consequences of psychologic stress: relationship to insulin resistance, obesity, atherosclerosis and diabetes mellitus, type II. Medical Hypotheses, 67(4), 879-891.

-Thayer, J. F., & Lane, R. D. (2000). A model of neurovisceral integration in emotion regulation and dysregulation. Journal of Affective Disorders, 61(3), 201–216.

-Surwit, R. S., Schneider, M. S., & Feinglos, M. N. (1992). Stress and diabetes mellitus. Diabetes Care, 15(10), 1413–1422.

-Brown RP, Gerbarg PL. (2005). Sudarshan Kriya Yogic breathing in the treatment of stress, anxiety, and depression: Part II—clinical applications and guidelines. Journal of Alternative and Complementary Medicine.

-Zaccaro A, Piarulli A, Laurino M, et al. (2018). How breath-control can change your life: a systematic review on psycho-physiological correlates of slow breathing. Frontiers in Human Neuroscience.

-Perciavalle V, et al. (2017). The role of deep breathing on stress. Neurological Sciences.

-Jakubowicz et al., 2013 – High Caloric Intake at Breakfast vs. Dinner Differentially Influences Weight Loss of Overweight and Obese Women

-Sato et al., 2017 – Meal Timing Influences Daily Caloric

Intake in Healthy Adults

-Hutchison et al., 2019 – Time-Restricted Feeding Improves Glucose Tolerance in Men at Risk for Type 2 Diabetes

-Black, P.H. (2006). The inflammatory response is an integral part of the stress response: Implications for atherosclerosis, insulin resistance, type II diabetes and metabolic syndrome X. Brain, Behavior, and Immunity, 20(2), 198-210.

-Surwit, R.S., Schneider, M.S., & Feinglos, M.N. (1992). Stress and diabetes mellitus. Diabetes Care, 15(10), 1413-1422.

-Hackett, R.A., Steptoe, A. (2017). Type 2 diabetes mellitus and psychological stress—a modifiable risk factor. Nature Reviews Endocrinology, 13(9), 547-560.

-Barnard ND et al., 2006 – A low-fat vegan diet improves glycemic control and cardiovascular risk factors in a randomized clinical trial in individuals with type 2 diabetes.

-Kahleova H et al., 2013 – Vegetarian diet improves insulin resistance and oxidative stress markers more than conventional diet in subjects with Type 2 diabetes.

-McDougall J et al., 2014 – Effects of 7 days on a low-fat vegan diet: the McDougall Program cohort.

5. CONSISTENTIE

-Wing RR et al. (2011). Benefits of modest weight loss in improving cardiovascular risk factors in overweight and obese individuals with type 2 diabetes. Diabetes Care. 34(7):1481-6.

-Knowler WC et al. (2002). Reduction in the incidence of type 2 diabetes with lifestyle intervention or metformin. NEJM. 346(6):393-403.

-Lean MEJ et al. (2018). Primary care-led weight management for remission of type 2 diabetes (DiRECT): an open-label, cluster-randomised trial. The Lancet. 391(10120):541-551.

-Middleton KR, Anton SD, Perri MG. (2013). Long-Term Adherence to Health Behavior Change. American Journal of Lifestyle Medicine, 7(6), 395–404.

-Hall PA, Fong GT. (2007). Temporal self-regulation theory: A model for individual health behavior. Health Psychology Review, 1(1), 6–52.

-Wing RR, Phelan S. (2005). Long-term weight loss maintenance. American Journal of Clinical Nutrition, 82(1 Suppl), 222S–225S.

-Oyserman, D., Fryberg, S. A., & Yoder, N. (2007). Identity-based motivation and health. Journal of Personality and Social Psychology.

-Verplanken, B., & Holland, R. W. (2002). Motivated decision making: effects of activation and self-centrality of values on choices and behavior. Journal of Personality and Social Psychology.

-Bryan, C. J., Walton, G. M., Rogers, T., & Dweck, C. S. (2011). Motivating voter turnout by invoking the self. Proceedings of the National Academy of Sciences.

-Wood, W., & Rünger, D. (2016). Psychology of habit. Annual Review of Psychology.

-Gardner, B., Lally, P., & Wardle, J. (2012). Making health habitual: the psychology of 'habit-formation' and general practice. British Journal of General Practice.

-Rothman, A. J., et al. (2009). The strategic use of gain- and loss-framed messages to promote healthy behavior: How theory can inform practice. Journal of Communication.

6. TRANSFORMATIE

-Hallberg SJ, et al. (2018). "Effect of a low carbohydrate, ketogenic diet program on biomarkers of cardiovascular disease in type 2 diabetes: A pilot study." BMJ Open Diabetes Research & Care.

-Esposito K, et al. (2009). "A Mediterranean-style diet improves endothelial dysfunction in patients with metabolic syndrome." Endocrine, Metabolic & Immune Disorders - Drug Targets.

-Lean MEJ, et al. (2018). "Primary care-led weight management for remission of type 2 diabetes (DiRECT): an open-label, cluster-randomised trial." The Lancet.

-Vigersky, R. A., & Shrivastav, M. (2017). Role of Continuous

Glucose Monitoring for Type 2 in Diabetes Management and Research. Journal of Diabetes Science and Technology, 11(3), 653–662.

-Heinemann, L., Freckmann, G., Ehrmann, D., & Faber-Heinemann, G. (2015). Real-time continuous glucose monitoring in adults with type 2 diabetes. Diabetes Research and Clinical Practice, 109(3), 389–396.

-Edelman, S. V., & Argento, N. B. (2020). Using Real-Time Data to Guide Nutrition and Activity in Type 2 Diabetes. Clinical Diabetes, 38(1), 35–41.

-Holten, M.K. et al. (2004). Improved insulin sensitivity after exercise training in muscle with reduced insulin signaling.

-Ross, R. et al. (2000). Reduction in obesity and related comorbid conditions after diet-induced weight loss or exercise-induced weight loss in men.

-Dela, F. et al. (1995). Effect of training on insulin-mediated glucosc uptake in human muscle.

-Barnard ND et al. (2005) - A low-fat vegan diet improves glycemic control and cardiovascular risk factors in a randomized clinical trial in individuals with type 2 diabetes.

-Esselstyn CB (2014) - A way to reverse CAD?

-Jenkins DJ et al. (2003) - Effect of a very-low-fat vegan diet on plasma lipoproteins and glycemic control.

-Barnard ND et al. (2009). A low-fat vegan diet and a conventional diabetes diet in the treatment of type 2 diabetes: a randomized, controlled, 74-wk clinical trial. Am J Clin Nutr. 89(5):1588S-1596S.

-McDougall J. (2002). The McDougall Program for Women. Plume Books.

-Kahleova H, et al. (2011). Eating two larger meals a day (breakfast and lunch) is more effective than six smaller meals in a reduced-energy regimen for patients with type 2 diabetes: a randomised crossover study. Diabetologia, 57(8), 1552–1560

Dit boek is geproduceerd in overeenstemming met de EU GPSR-richtlijnen over de veiligheid van producten.

De 'General Product Safety Regulation' is het raamwerk van de Europese Unie om ervoor te zorgen dat alle consumentenproducten, inclusief boeken, veilig zijn voor consumenten.

Dit boek is gedrukt door CPI books GmbH. De drukker heeft veiligheidscertificaten afgegeven voor de gebruikte materialen, zoals inkt, papier en lijm.

De product-ID is: 9789403866253

De auteur is verantwoordelijk voor de inhoud van het boek en heeft het laten produceren door Bookmundo.

Heeft u vragen over de veiligheid van het product, neem dan contact met ons op.

Bookmundo
Delftsestraat 33
3013AE Rotterdam
Nederland
info@bookmundo.com

Kolibri 360 GmbH
Ferdinand-Jühlke-Straße 7
99095 Erfurt, Deutschland
produktsicherheit@kolibri360.de